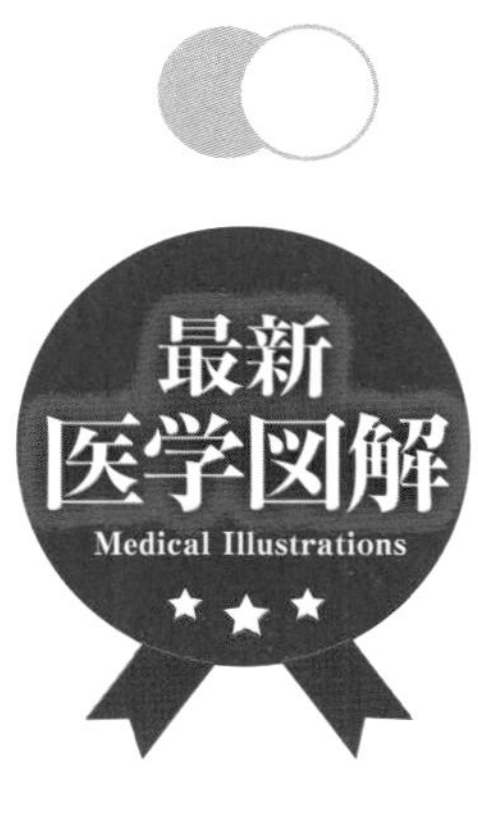

詳しくわかる

脳梗塞の治療と安心生活

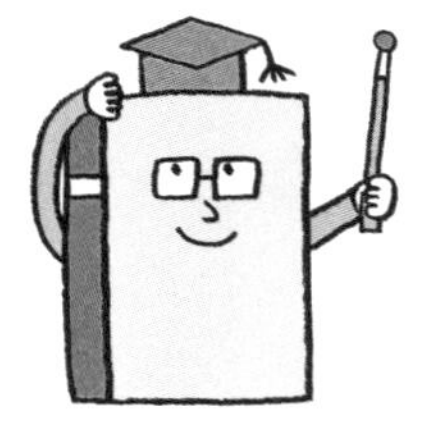

東京都済生会中央病院 院長
高木 誠 監修

原宿リハビリテーション病院 院長
四津良平 監修

主婦と生活社

はじめに

　脳梗塞の治療は、近年、かなり進んでいます。迅速に、そして適切な治療を受けられれば、後遺症がほとんど残らずに回復することも珍しくありません。

　特に、脳の血管にカテーテルという管を挿入して行う血管内治療は、目覚ましく進歩しています。日本では2010年に、カテーテルを使って詰まった血栓を引き抜く「血栓回収療法」が導入され、今では脳梗塞の急性期治療の主流となっています。脳梗塞の治療は時間との勝負ですが、血栓回収療法は主に発症から8時間以内、場合によっては、もう少し時間が経った脳梗塞にも効果が期待できるとされ、注目を集めています。

　もし後遺症が残ったとしても、あきらめることはありません。治療法とともに、脳梗塞はリハビリテーションも進歩しています。最近の流れとして、急性期病院で治療を終え、病態が安定したら、すぐにでも回復期リハビリテーション病院に移り、集中的にリハビリを行います。このほうが、障害された脳の機能を回復しやすいのです。リハビリの内容も、たとえば半身に麻痺が残った患者さんの場合、早い段階から「立つ」「歩く」といった歩行訓練を行うなど、機能回復により効果的なプログラムが検討されるようになってきました。

　また、脳梗塞を起こすと、再発を防ぐための治療を生涯続けていくことになります。そこで用いられる薬も、使い勝手のよいものが続々登場しています。本書を通して、脳梗塞に関する正しい情報を身につけ、これからの生活の助けとしてもらえれば幸いです。

高木　誠

最新医学図解
詳しくわかる　脳梗塞の治療と安心生活…もくじ

第2章

脳梗塞で倒れたときの治療法

急性期の再発予防❶
抗血小板療法……64
新たな血栓ができないよう血小板の働きを抑える／動脈硬化が原因の場合に検討される
■ 血小板の凝集作用を抑制する

急性期の再発予防❷
抗凝固療法……66
薬を使って、血液が固まるのを防ぐ／大きな血栓や心臓の血栓が原因の場合に検討する
■ 血液の凝固因子や、フィブリンに働きかける

急性期の再発予防❸
そのほかの薬物療法……68
症状を重くしないための治療を行う／脳保護薬で細胞の壊死を防ぐ／脳の腫れやむくみを改善する／血液希釈療法が検討されることも／慢性期以降も自己管理を続けていく
■ ペナンブラを救う「脳保護療法」／むくみを抑える「抗浮腫療法」
先生、教えて！ 脳ヘルニアってどんな合併症？…71

急性期は合併症にも注意が必要……72
全身状態の悪化によりさまざまな合併症を招く／特に起こりやすい合併症は感染症と消化管出血
■ 脳梗塞に伴いやすい合併症
コラム 知っておきたいこと② 一刻も早く治療につなげる！ 家族がおさえておきたい初期対応…74

第3章 脳梗塞のリハビリテーション

リハビリテーションは3つの時期に分けられる……78
機能の回復や維持をはかり、生活の質を保つ／急性期、回復期、生活期の3段階のリハビリがある
■ 脳梗塞のリハビリテーションの流れ
コラム 「脳卒中地域連携パス」を導入する病院が増えている…78

回復期のリハビリテーションには転院が必要……80
脳梗塞の発症から2か月以内に転院する／早く回復期病院に移るほうが機能を回復しやすい／回復期病院への転院は入退院支援室がサポート
■ 転院は、病院側が積極的にサポートする

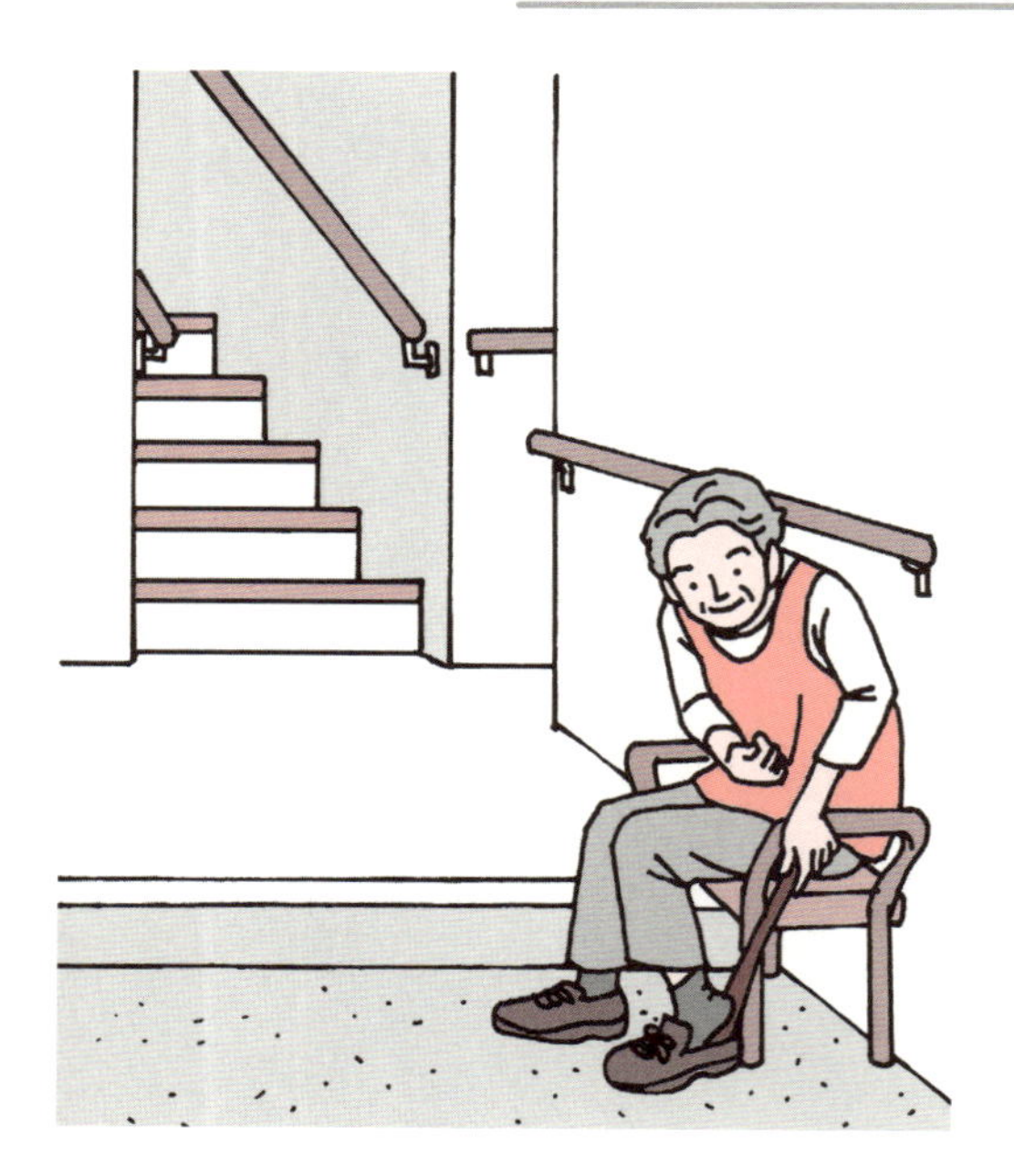

第1章

脳梗塞とはどんな病気？

脳梗塞は、脳の血管が詰まり、血流が途絶えることでさまざまな症状が現れる病気です。後遺症が残りやすく、寝たきりにつながることも少なくありません。脳梗塞を引き起こす原因や、主にどんな症状を伴うのか、基本を知っておきましょう。

脳卒中の約7割は、脳の血管が詰まる「脳梗塞」

脳の血管障害により、神経症状が現れる

脳卒中とは、**脳の血管に障害が起こり、脳の神経細胞が侵され、急激に麻痺やしびれなどの神経症状が現れる**病気のことです。

脳は神経細胞の塊で、全身のあらゆる機能を司る、いわば司令塔です。脳は血液によって酸素や栄養を供給され、その機能を維持しています。ところが、何らかの原因によって血管が詰まったり、破れて出血したりすると、血流が途絶え、神経細胞に酸素や栄養が届けられなくなります。やがて神経細胞は壊死し、その部分が担っていた体の機能が失われるのです。

たとえば、**体を動かす、見る、聴く、話す、食べ物や飲み物を飲み込む**といった特定の機能に障害が出たり、それらの一部が後遺症として残ったりします。

近年、脳梗塞の割合が増えてきている

脳卒中にはいくつかタイプがありますが、主に虚血性の「**脳梗塞**」と、出血性の「**脳出血**」「**くも膜下出血**」に分けられます。虚血性とは、血管が詰まることによって血流不足になることを指します。

日本には、治療を受けている脳卒中の患者さんは118万人もいるとされ、その7割以上が脳梗塞の患者さんです。また、脳卒中による死亡率も、かつては脳出血の割合が非常に高かったのですが、今では脳梗塞が大きく逆転しています。これには、食事や生活習慣の欧米化に伴い、**脳梗塞の危険因子となる高血圧や脂質異常症、糖尿病などの生活習慣病が増えた**ことが影響しているようです。

今後、高齢者の増加に伴い、脳梗塞をはじめとする脳卒中の患者さんは、ますます増えていくと推測されています。

脳卒中は大きく3つに分けられる

虚血性脳卒中

脳梗塞

血栓（血液の塊）などによって脳の血管が詰まり、その先にある神経細胞への血流が途絶える。

出血性脳卒中

脳出血

脳の細い血管が突然破れ、脳の中に出血する。出血した血液が固まって血腫となり、脳を圧迫する。

くも膜下出血

脳の動脈にできたこぶ（脳動脈瘤（りゅう））が破裂し、脳の表面と、それを覆う「くも膜」という薄い膜の間に出血する。

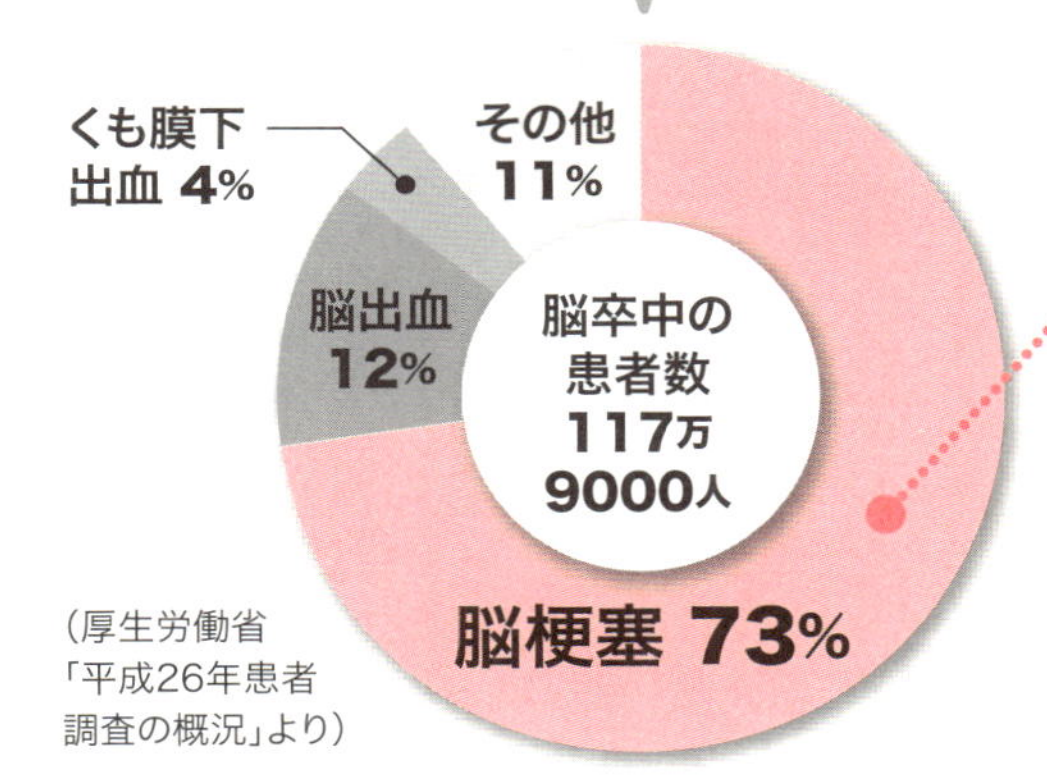

（厚生労働省「平成26年患者調査の概況」より）

患者数は脳梗塞が最も多い

厚生労働省の調査によると、2014年の時点で、治療を受けている脳卒中の患者さんはおよそ118万人。そのうち、脳梗塞の患者数は約86万人と、7割以上を占める。

！脳卒中の中でも、脳梗塞は最も死亡率が高い

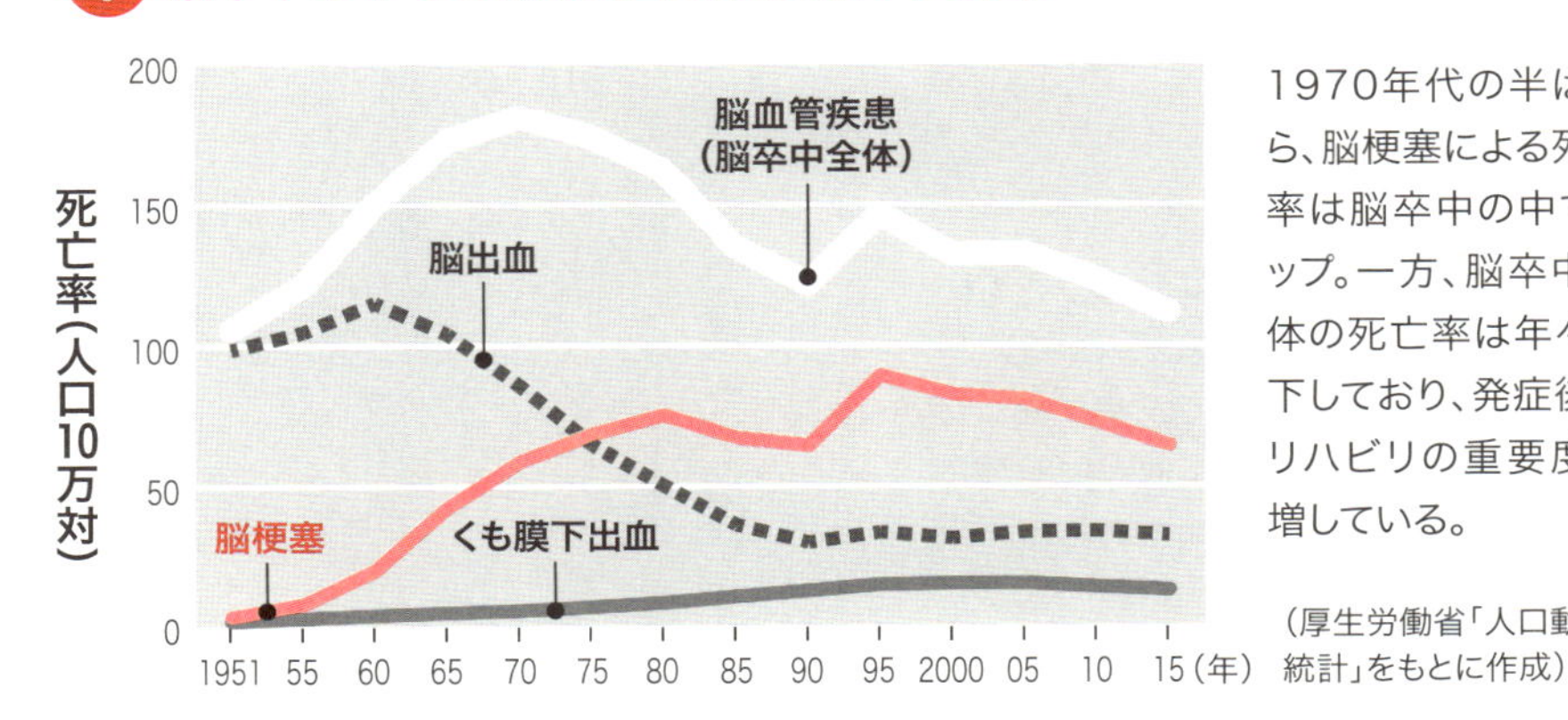

1970年代の半ばから、脳梗塞による死亡率は脳卒中の中でトップ。一方、脳卒中全体の死亡率は年々低下しており、発症後のリハビリの重要度が増している。

（厚生労働省「人口動態統計」をもとに作成）

脳梗塞には3タイプある

脳の血管に血栓が詰まり、神経細胞が壊死する

脳梗塞は前述のとおり、脳の血管が血栓などによって詰まるタイプの脳卒中で、詰まった先の神経細胞が壊死（えし）します。特に、脳梗塞が発症した部位の神経細胞は、完全に血流が途絶えてから壊死が起こるまで、わずか3～4分しかないといわれています。

脳の血管は、左ページ図のように脳全体に張り巡らされています。脳梗塞は、この血管が詰まった原因によって大きく3つのタイプに分けられます。どの血管がどのように詰まるかにより、身体に現れる症状はさまざまです。

脳梗塞は、動脈硬化や、心臓に原因があって起こる

3タイプのうちの2つは、首や脳の血管の動脈硬化が原因となって起こります。**太い血管の動脈硬化による脳梗塞は「アテローム血栓性脳梗塞」、細い血管の動脈硬化による脳梗塞は「ラクナ梗塞」**と区別されます。

もう1つは**脳ではなく、心臓に原因があって起こるものです。このタイプは「心原性脳塞栓（そくせん）症」と呼ばれます。**心房細動などでできた血栓が脳に流れて詰まります。ほかの2タイプと比べるとまだ広く知られていませんが、3つの中でも重症化しやすく、近年、全国的に啓発活動が進められています。

先生、教えて！

脳梗塞が起こりやすい時期は？

脳梗塞は、夏と冬に起こりやすいことがわかっています。特に、暑い時期はよく汗をかくので脱水を起こしてしまい、それによって血液が濃縮されて血栓ができやすくなることが原因だと考えられています（P152）。

脳梗塞で詰まる脳動脈の種類

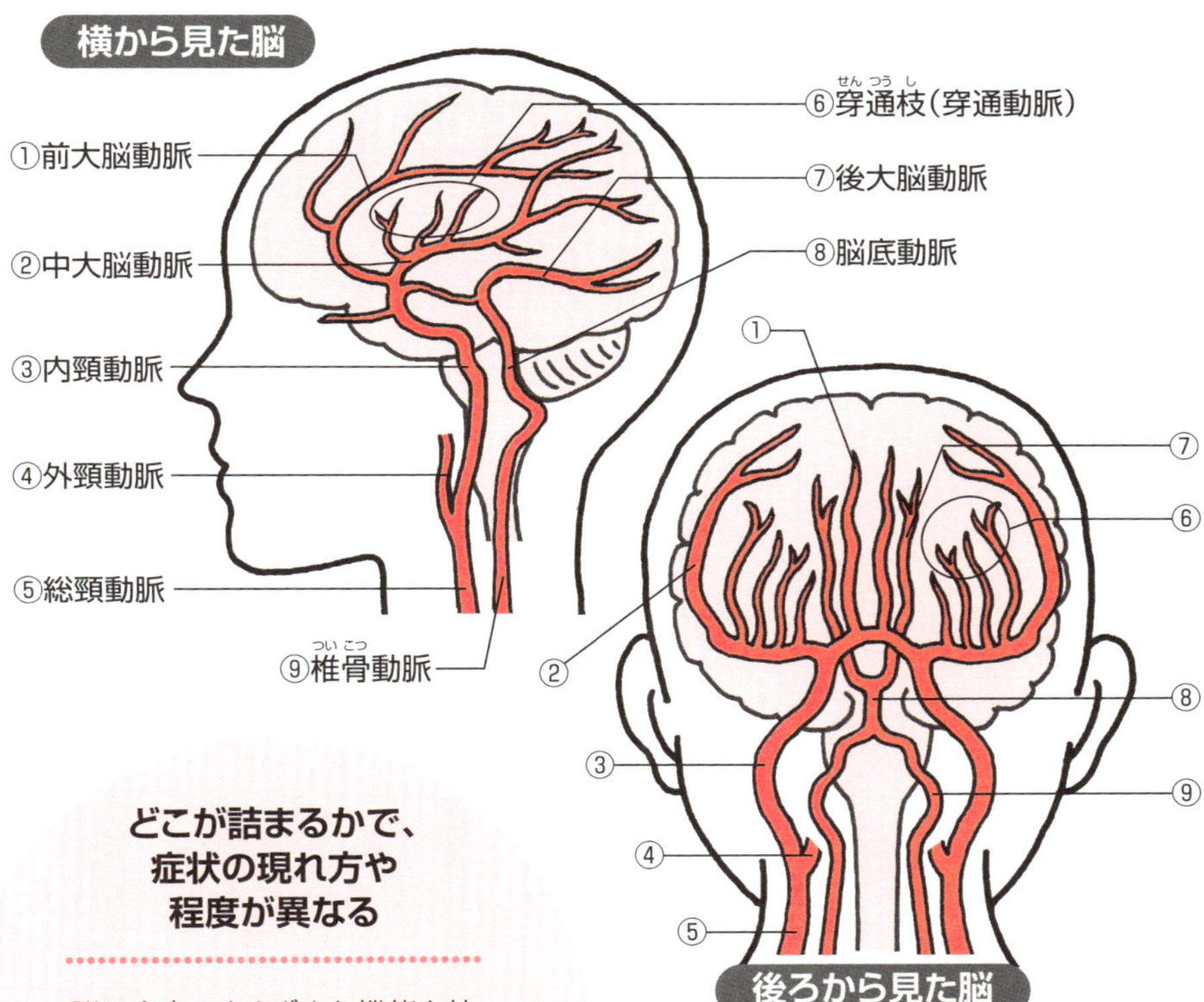

どこが詰まるかで、症状の現れ方や程度が異なる

脳は全身のさまざまな機能を統轄している。そのため、詰まった部位や範囲、詰まり具合などによって、症状の現れ方、程度に違いが出てくる。多くは半身の麻痺や感覚障害などを伴う。

中大脳動脈が詰まるケースが多い

脳梗塞全体の6～7割は、中大脳動脈が詰まって起こる。動脈のはじまりの部分が詰まるほど影響は広範囲に及ぶ。

原因によってタイプが分かれる

上図の血管がどのような原因で詰まるかによって、脳梗塞は3タイプに分かれる。

動脈硬化が原因

- **アテローム血栓性脳梗塞**(→P16)
- **ラクナ梗塞**(→P18)

心房細動が原因

- **心原性脳塞栓症**(→P20)

脳梗塞のタイプ❶

アテローム血栓性脳梗塞

脳や首の太い血管が詰まる

アテローム血栓性脳梗塞は、**血管壁の中にコレステロールなどがたまって粥腫（アテローム）ができる、「粥状動脈硬化」が原因**となって起こります。アテロームは別名、プラークとも呼ばれます。

血管壁は内膜、中膜、外膜の3つの層からできており、アテロームは最も内側にある内膜の中にできます。内膜の表面は内皮細胞という組織に覆われていますが、アテロームが大きくなると、この内皮細胞を破壊します（アテロームが破れる）。すると、それを補修するために血小板という血液成分が集まり、血栓ができます。

この血栓が**中大脳動脈など脳の太い血管に詰まる**のが、アテローム血栓性脳梗塞の特徴です。詰まり方によって「血栓性」と「塞栓性」に分類されます（左ページ図）。

突発的に起きたり、段階的に進んだりする

症状の起こり方はさまざまで、突発的に起こることもあれば、段階的に進むこともあります。段階的に進むのは、アテロームが破れたところにできた血栓が大きくなるに従い、徐々に血流が低下していくためです。安静にしているときや、起床時に症状に気付くパターンが多いようです。

また、粥状動脈硬化でできる血栓は、比較的溶けやすいという性質を持ちます。そのため、詰まってもすぐに溶ける場合があり、脳梗塞の症状が起きたかと思ったら、数分で何事もなかったかのように治まったりします。この発作を「ＴＩＡ（一過性脳虚血発作）」といいます（Ｐ38）。

前ぶれとしてＴＩＡを伴いやすいのも、粥状動脈硬化タイプの脳梗塞の特徴です。

血管壁のアテロームにより、血栓ができて詰まる

脳の太い血管にコレステロールなどがたまり、アテロームになる（粥状動脈硬化）。これが破れてできた血栓により、血管が詰まる。

血栓性

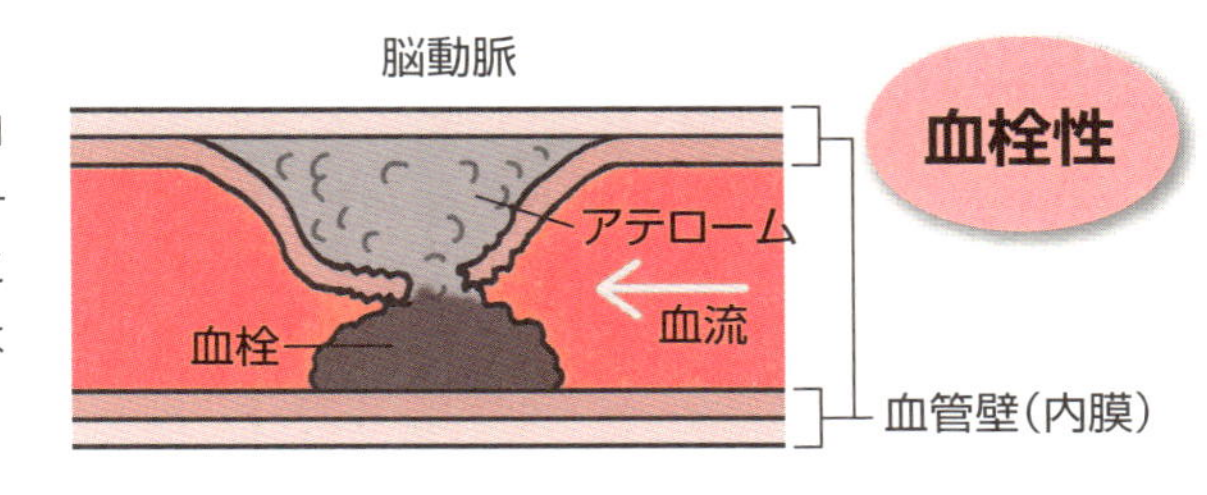

塞栓性

脳動脈
アテローム
血流
頸動脈
はがれた血栓
アテローム
血流

首の動脈にアテロームができ、破れてできた血栓がはがれて、脳へ運ばれることがある。それが動脈硬化で狭くなっていた脳内の血管で詰まる。

! 粥状動脈硬化が起こりやすいのはココ!

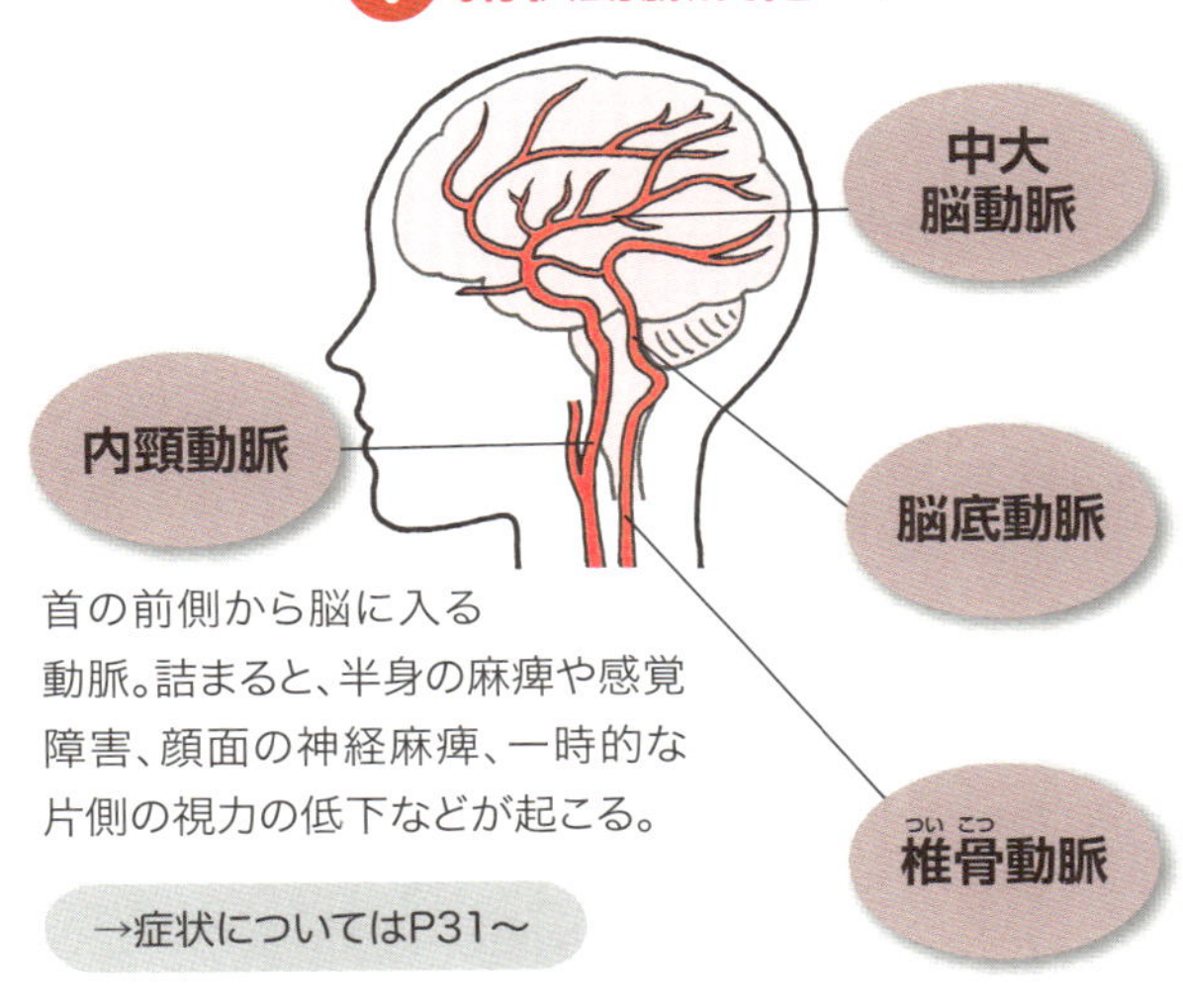

中大脳動脈

内頸動脈から枝分かれした太い動脈。詰まると、半身の麻痺（まひ）や感覚障害、構音（こうおん）障害、失語症、意識障害などが現れる。

内頸動脈

首の前側から脳に入る動脈。詰まると、半身の麻痺や感覚障害、顔面の神経麻痺、一時的な片側の視力の低下などが起こる。

→症状についてはP31～

脳底動脈

脳幹や小脳に血液を送る動脈。詰まると、両側の手足の麻痺や強い意識障害、嘔吐などをはじめ、重篤な症状が現れる。

椎骨（ついこつ）動脈

首の後ろ側から脳に入る動脈。詰まると、めまい、嘔吐、言語障害、嚥下（えんげ）障害などが起こる。

ラクナ梗塞

脳の細い血管が詰まる

ラクナ梗塞は、太い脳動脈から枝分かれして脳全体に張り巡らされている、「穿通枝」という細い動脈が詰まり、**脳の深部に1・5cm未満の梗塞が起こるもの**を指します。「ラクナ」とはラテン語で、「小さなくぼみ」や「小さな穴」という意味です。

最大の要因は、**高血圧による動脈硬化**です。左ページ図のように、血管の内腔が狭くなったり、ふさがったりして血流が途絶えます。日本人は遺伝的に、細い血管に動脈硬化が起こりやすく、ラクナ梗塞が多いといえます。ただし、昔と比べて近年はやや減少傾向にあり、欧米と同じく、アテローム血栓性脳梗塞や心原性脳塞栓症が増えています。

症状は比較的軽症の場合が多い

ラクナ梗塞は、身体活動時と安静時を問わず起こりますが、症状はほかのタイプの脳梗塞とはやや異なります。**詰まる血管が細いこと、脳細胞が壊死する範囲（梗塞巣）が小さいことなどから、比較的軽症な場合が多い**ようです。主に麻痺などの運動障害や、しびれなどの感覚障害が起こる傾向があり（ラクナ症候群）、多くは段階的に現れ、少しずつ進行します。

目立つ症状が起こらずに進行することもある

まったく症状が起こらない場合もあります（P42）。梗塞が1つくらいであればそこまで心配しなくてよいのですが、「多発性脳梗塞」といって、自覚症状を伴わないままラクナ梗塞が複数か所に起こるケースも。この場合、徐々に症状が進み、認知機能などにも影響を及ぼすことがあります（P36）。

細い血管に動脈硬化が起こる

穿通枝の内腔が狭くなり、ふさがる

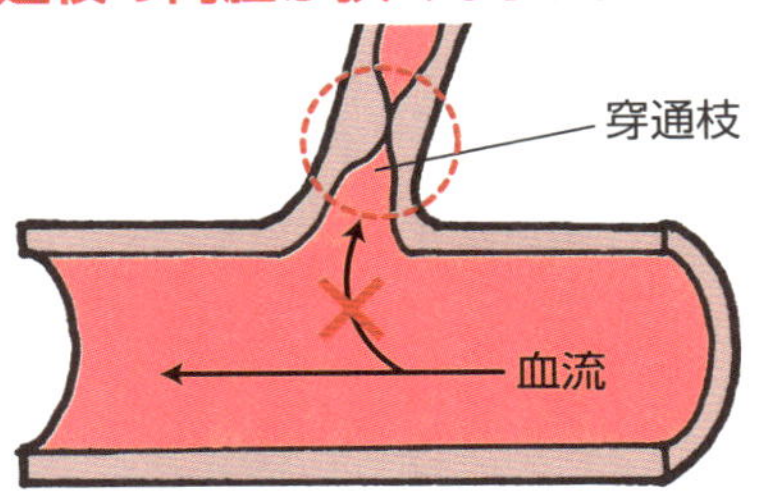
穿通枝
血流

高血圧によって血管に負荷がかかるうちに、穿通枝という細い脳動脈の内壁が弾力性を失い、硬く、厚くなる。内腔が狭くなったり、そのままふさがったりして血流が途絶える。

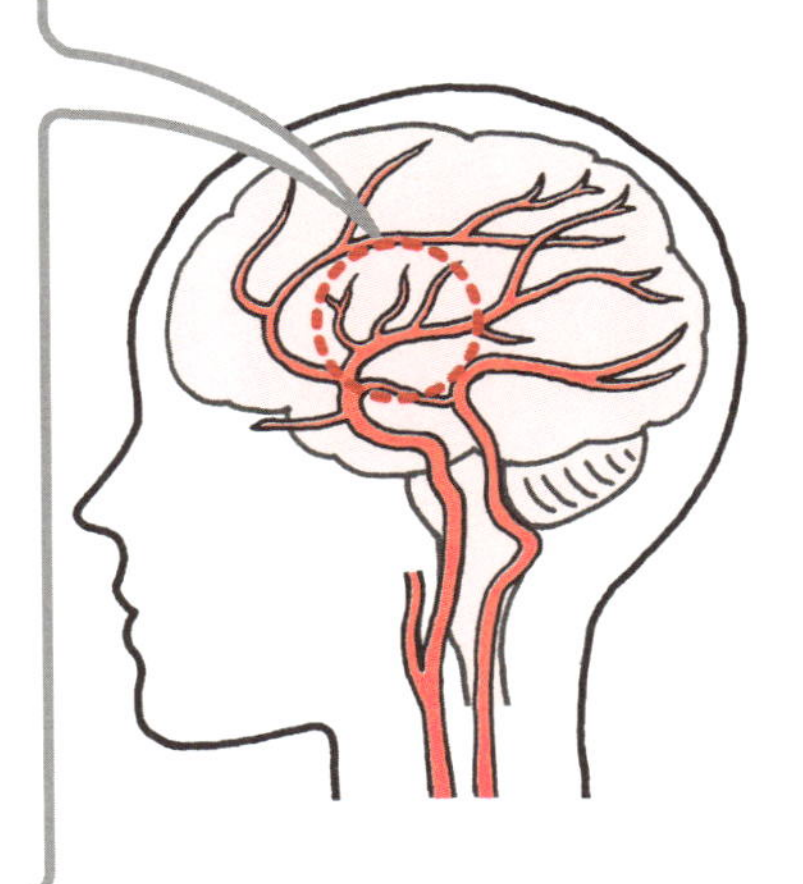

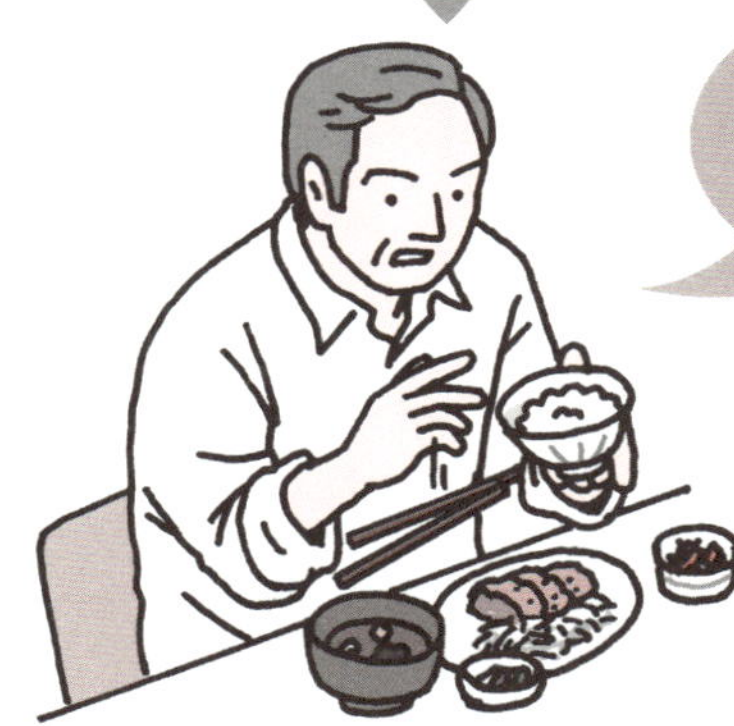
片手に
力が入らない
顔の片側が
しびれたように
感じる

麻痺や感覚障害が起こる

ほかのタイプの脳梗塞と比べて急激な変化は起こりにくい。症状も、片側の顔面や手足の麻痺、しびれなどの感覚障害が主体のことが多く、失行や失認などは伴わない。

→症状についてはP31～

ラクナ梗塞は脳出血と表裏一体の関係にある

ラクナ梗塞が起こる穿通枝は、詰まりやすいだけでなく、切れやすいという特徴もあります。ラクナ梗塞をきっかけに脳出血を起こすこともあれば、脳出血を起こした血管が、ラクナ梗塞を起こすこともよくあります。

心原性脳塞栓症

心臓でできた血栓が脳の血管で詰まる

アテローム血栓性脳梗塞とラクナ梗塞が、主に脳血管の動脈硬化によって起こるのに対し、心原性脳塞栓症は、**心臓の中でできた血栓が脳動脈で詰まる**ことで起こります。これには心房細動や洞不全症候群などの不整脈（P27）、急性心筋梗塞などの心疾患が影響します。また、心臓弁膜症で、心臓に人工弁が入っている人にも起こる場合があります。

近年、このタイプの脳梗塞は心臓病の増加に伴い急増しています。特に、75歳以上の高齢者においては、最も多いタイプといえます。

急激に起こり、死亡率が高い

心原性脳塞栓症は、脳梗塞の中でも一度の発作で死亡する割合が高く、**「ノックアウト型脳梗塞」**とも呼ばれます。心臓でできる血栓は大きく、脳の太い血管で詰まります。そのため前ぶれの発作もなく、梗塞巣も大きくなり、症状が非常に強く現れるのです。

さらに、脳動脈を詰まらせていた血栓が壊れ、急に血流が再開することがあります。すると、詰まっていた先の血管がその血圧に耐えられず、梗塞巣内に出血する「出血性脳梗塞」を起こす可能性があります。これにより症状は悪化し、やはり命に関わります。

卵円孔開存が原因になることも

卵円孔開存とは、心臓の右心房と左心房の壁に卵円孔という“あな”があいた状態のことです。下肢などの静脈でできた血栓が右心房に入り、卵円孔を通って左心房へ、そして大動脈から脳の動脈に入り、脳梗塞を起こすことがあります（奇異性脳塞栓症）。

大きく、溶けにくい血栓が脳に飛んでいく

2 血栓が脳に運ばれ、太い血管で詰まる

心臓でできる血栓は、赤血球がフィブリンというたんぱく質の一種で固められたもの。動脈硬化によって頸動脈や脳動脈にできる血栓よりも、大きくて溶けにくい。これが中大脳動脈など、脳の太い血管で突然詰まる。

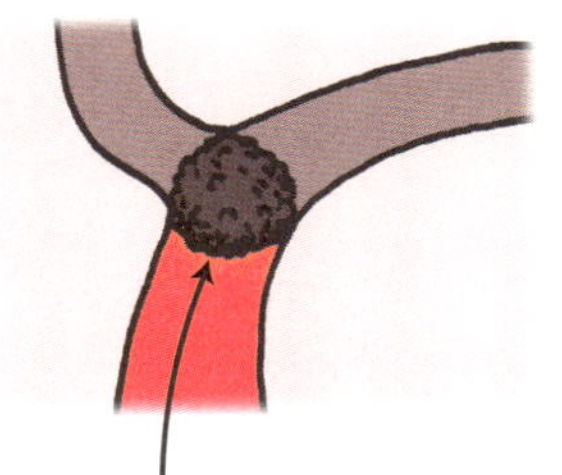

! 心臓でできた血栓は、脳でできる血栓より大きく、溶けにくい

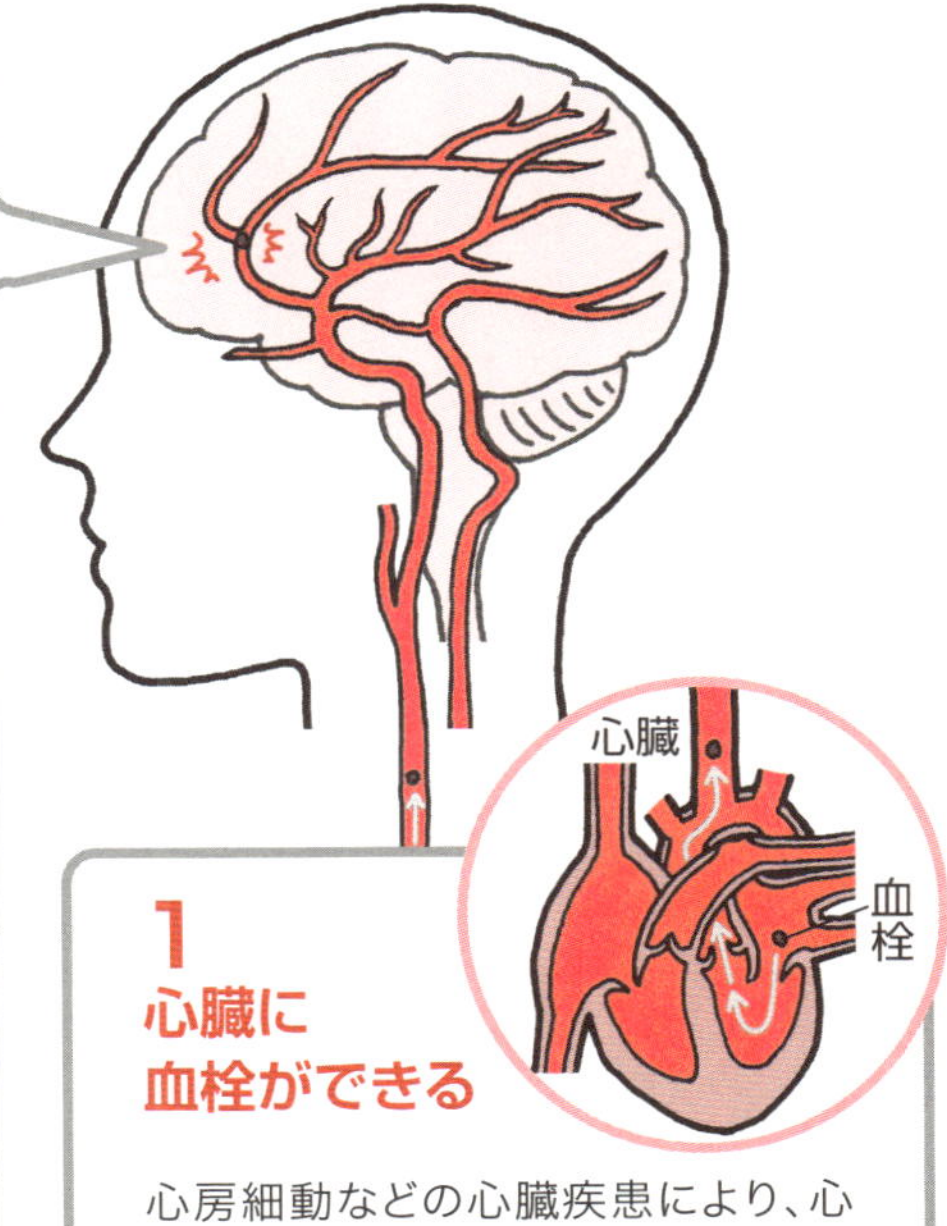

1 心臓に血栓ができる

心房細動などの心臓疾患により、心臓に血栓ができる。日中の活動時など、急に体を動かしたときにはがれやすく、心臓から頸動脈を経由し、脳動脈へと運ばれる。

症状が突然、強く起こり、意識を失うこともある

脳への血流が急に途絶え、大きな梗塞を生じるため、症状が急激に起こる。半身の麻痺(まひ)や感覚障害、半盲、失語症、失行、失認などが一度に現れたり、意識障害などの重い症状を伴う。

→症状についてはP31〜

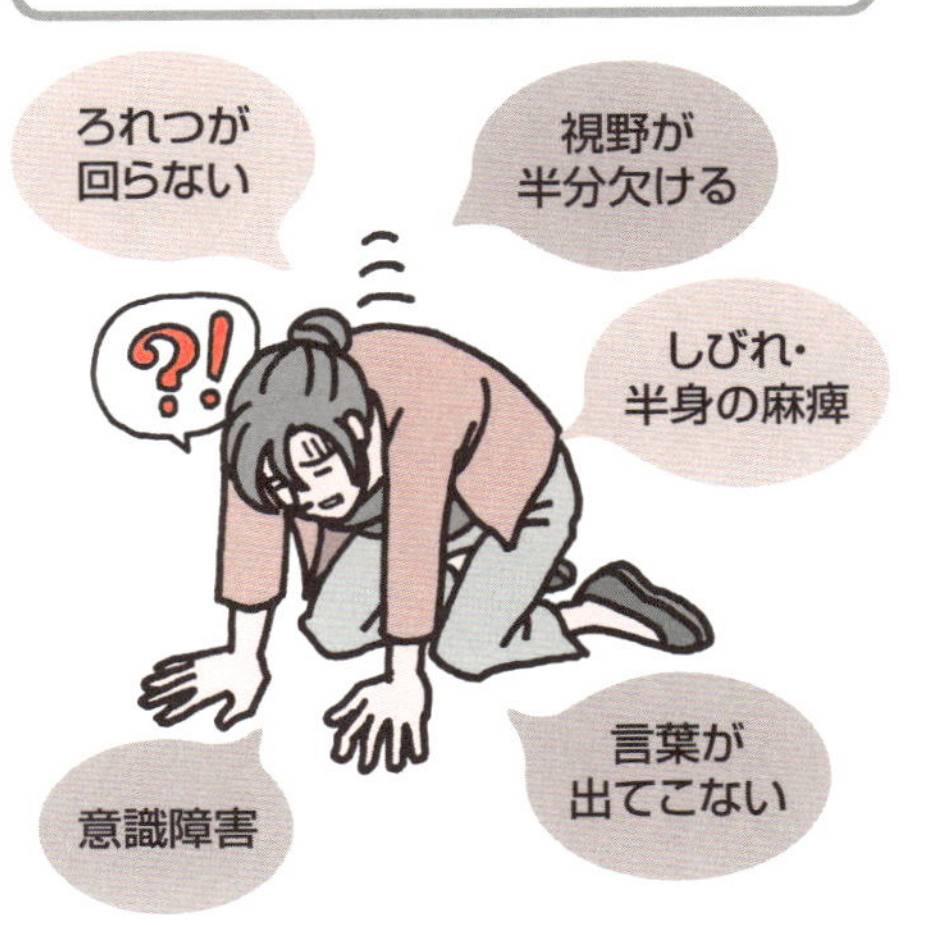

ろれつが回らない
視野が半分欠ける
?!
しびれ・半身の麻痺
言葉が出てこない
意識障害

脳梗塞を招く、動脈硬化&血栓の5大リスク

生活習慣病や加齢の影響が大きい

ここまで述べてきたとおり、脳梗塞の原因には動脈硬化と、心臓にできた血栓とがあります。そしてこれらは、**高血圧、脂質異常症、糖尿病、メタボリックシンドロームなどの生活習慣病や、加齢による影響を大きく受けます。**

特に生活習慣病は、1つ持っているだけでも、動脈硬化の要因となり得ます。抱えている病気が多いほど動脈硬化は進みやすく、それだけ脳梗塞のリスクも高くなります（Ｐ26）。

最大のリスクは高血圧。脂質異常症も要注意

なかでも、**最大のリスクと考えられているのが、高血圧**です。特に朝方の高血圧（早朝高血圧）が血管の動脈硬化を進めることがわかっています（Ｐ158）。さらに、高血圧は動脈硬化だけでなく、心臓にも負担をかけるので、心臓内で血栓をつくる心房細動の危険因子になります。

また、アテローム血栓性脳梗塞の直接的な危険因子ともいえるのが、脂質異常症、特に、**悪玉のＬＤＬコレステロールが増える、高ＬＤＬコレステロール血症**です。

血液中に余分なＬＤＬコレステロールが増えすぎると、血管壁の中に入り込み、やがてアテロームとなります（Ｐ24）。それが破れたところに血栓ができ、血管が詰まると、脳梗塞を発症します。さらにラクナ梗塞も、高ＬＤＬコレステロール血症が関与していることがわかっています。

また、善玉といわれるＨＤＬコレステロールは、余分なＬＤＬコレステロールを回収します。ＨＤＬの値が低すぎれば、結果として血中にＬＤＬが増え、やはり脳梗塞のリスクは高まります。

リスク❶ 高血圧

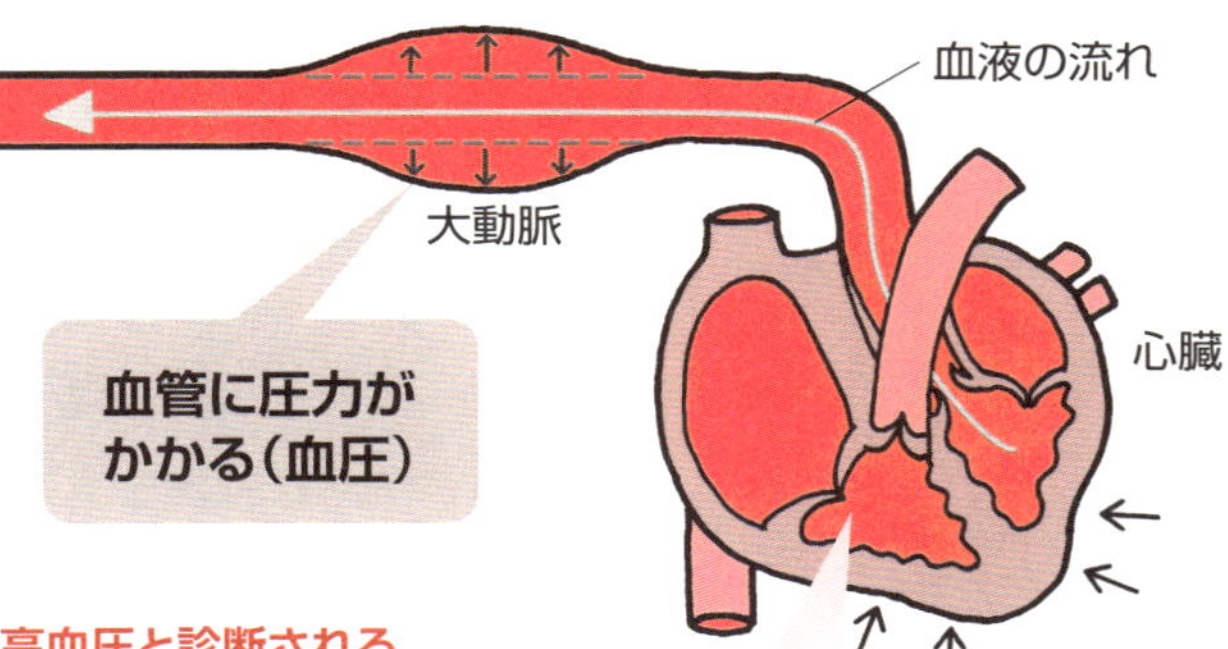

心臓が収縮して血液を送り出すときに、血管にかかる血圧を収縮期血圧（右図）、心臓が拡張して全身の血液が戻ってくるときの血圧を拡張期血圧という。

！ 下記に当てはまると高血圧と診断される

	上の血圧（収縮期）		下の血圧（拡張期）
診察室血圧	140mmHg以上	かつ／または	90mmHg以上
家庭血圧	135mmHg以上	かつ／または	85mmHg以上

（日本高血圧学会『高血圧治療ガイドライン2014』より）

診察室血圧は、病院で医師や看護師が測定する血圧のこと。一方、家庭血圧は、自宅で自身や家族が測る血圧。一般に、医療機関での測定は緊張して高めに出やすいので、基準値も高く設定されている。

心臓がポンプとなって全身に血液を送り出す

心臓はポンプの役割を担い、一定のリズムで拡張と収縮を繰り返して、全身に血液を送り出す。血圧とは、心臓から送り出される血液が血管を押す力のことで、さまざまな要因で変動する。

血圧が高い状態が続くと……

血管壁が傷つき、弾力性がなくなっていく

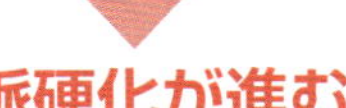

動脈硬化が進む

血管に常に強い圧力が加わることで血管の内壁が傷つき、弾力をなくし、硬くなっていく。傷ついた血管にはコレステロールがたまりやすく、アテロームができやすい。

心臓の筋肉に負担がかかり、心肥大などが起こる

心房細動の要因に

心肥大とは、心臓の筋肉が厚くなること。心臓内で血栓ができやすくなる心房細動などの要因となり、心原性脳塞栓（そくせん）症の発症リスクを高める。

リスク❷　脂質異常症

血液中に増えたLDLコレステロールが血管壁に入り込む

LDLコレステロールは、全身にコレステロールを運ぶ。コレステロールは細胞膜やホルモンの材料になるなど生命維持に欠かせないが、増えすぎると血管壁を傷つけ、その中に入り込む。

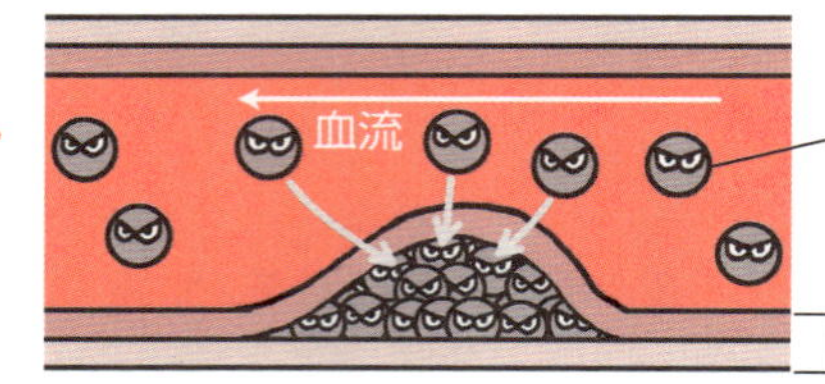

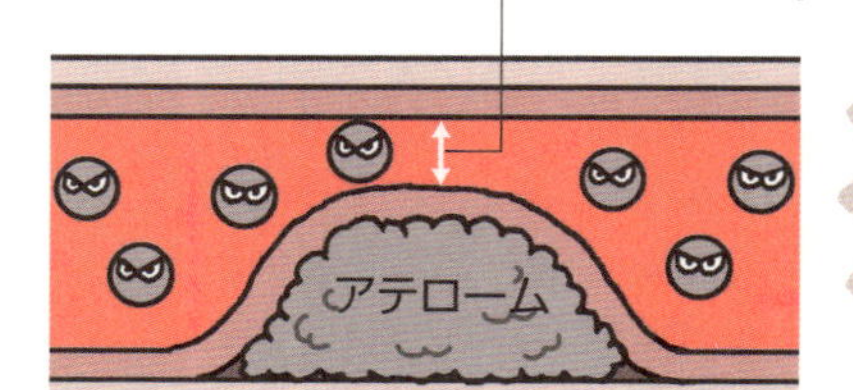

アテロームができ、血管が詰まりやすくなる

LDLコレステロールを白血球の一種のマクロファージが取り込み、アテロームを形成する（粥状動脈硬化）。血管壁を押し上げて血管の内腔が狭くなるほか、アテロームが破れて血栓ができれば、脳梗塞のリスクが高まる。

！いずれか1つでも当てはまると、脂質異常症と診断される

LDLコレステロール	140㎎／㎗以上（高LDLコレステロール血症）
HDLコレステロール	40㎎／㎗未満（低HDLコレステロール血症）
中性脂肪（トリグリセライド）	150㎎／㎗以上（高中性脂肪血症）
non-HDLコレステロール*	170㎎／㎗以上（高non-HDLコレステロール血症）

特に問題となるのはLDLコレステロールの値。また、HDLが減りすぎるとLDLが増える。中性脂肪が増えすぎるとHDLが減ったり、LDLが小型化して血管壁に入り込みやすくなる。

（日本動脈硬化学会『動脈硬化性疾患予防ガイドライン2017年版』より）

＊non-HDLコレステロールは、中性脂肪が400㎎／㎗以上や、食後採血の場合に用いられる。

糖尿病になると、脳梗塞のリスクは約2倍に！

糖尿病も、高血圧などと並ぶ動脈硬化の重大なリスクです。糖尿病の人たちは、そうでない人よりも、**脳梗塞を起こす危険性が約2倍も高い**ことがわかっています。

糖尿病は、血液中のブドウ糖が増えすぎた状態が慢性的に続く病気です。多いのは2型糖尿病といって、悪い生活習慣が引き金となるタイプです。血糖値は、膵臓（すい）から分泌されるインスリンというホルモンによってコントロールされます。糖尿病になるとインスリンの分泌量が減ったり、働きが悪くなったりして血糖値が高くなります。高血糖は血管壁を障害するため、動脈硬化を促します。

リスク❸　糖尿病

傷ついた血管壁にLDLが入り込む

高血圧があるとさらに血管に負担がかかる

高血糖が続き、血管が障害される

糖尿病になると、血液中にブドウ糖が増えすぎて、血管壁が傷つく。そこに血圧の影響や、血液中にLDLコレステロールを増やすような生活習慣が重なると、動脈硬化がより進みやすくなる。

！ 下記に当てはまると糖尿病と診断される

空腹時血糖値	または	随時血糖値	または	ブドウ糖負荷後2時間値
126mg／dℓ以上		200mg／dℓ以上		200mg／dℓ以上

かつ

HbA1c	6.5%以上

HbA1cは、過去2か月間の血糖値の平均値。3つの血糖値のうちいずれか1つと、HbA1cの基準に該当すると、糖尿病と診断される。

日本糖尿病学会『糖尿病治療ガイド2018-2019』より

メタボは、脳梗塞のリスクを複数あわせ持つ

メタボリックシンドローム（メタボ）は、肥満を土台に、高血圧、脂質異常、高血糖のいずれか2つ以上をあわせ持つ状態のことです。これらはみな動脈硬化の危険因子であり、**合併する数が多いほど、動脈硬化が進みやすくなります。**

また、メタボの基準には当てはまらなくても、おなかがぽっこりと出るような**内臓脂肪型肥満**がある場合は油断できません。内臓脂肪から分泌される悪玉物質により、糖尿病や高血圧、脂質異常症を招きやすいことがわかっています。肥満を放置すれば動脈硬化の危険因子は増え、やがて脳梗塞のリスクを高めることにつながります。

リスク④　メタボリックシンドローム

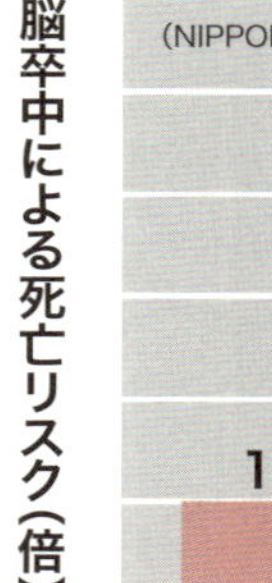
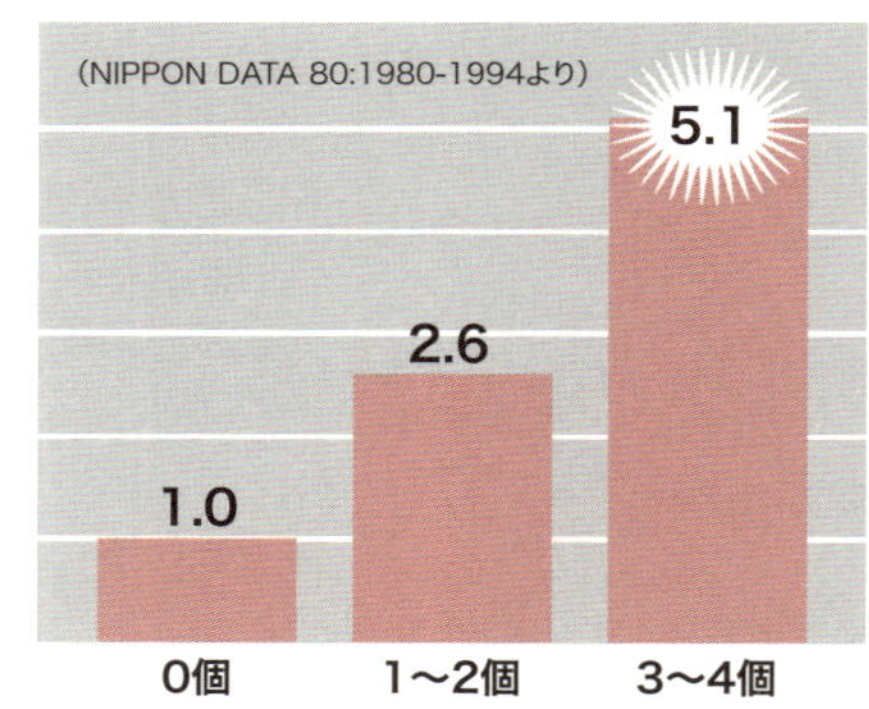

抱えている危険因子が多いほど、脳卒中の死亡リスクが上がる

メタボの診断基準である「肥満」「高血圧」「高血糖」「高コレステロール血症（脂質異常）」という危険因子を1つも持っていない人に比べて、3〜4個合併している人の脳卒中による死亡リスクは、約5倍になる。

！ 下記に当てはまるとメタボリックシンドロームと診断される

腹囲（へその高さ）
男性　85cm以上
女性　90cm以上

かつ

以下のうち2項目以上に該当

血中脂質	中性脂肪 150mg／dℓ以上	かつ／または	HDLコレステロール 40mg／dℓ未満
血圧	収縮期血圧 130mmHg以上	かつ／または	拡張期血圧 85mmHg以上
血糖値	空腹時血糖値　110mg／dℓ以上		

（日本動脈硬化学会『動脈硬化性疾患予防ガイドライン2017年版』より）

心臓に血栓をつくりやすい不整脈がある

心原性脳塞栓症の原因となる心臓の血栓は、不整脈が大きなリスクとなります。

不整脈とは、心臓の拍動のリズムが乱れた状態のこと。健康診断の心電図検査などで見つかり、多くは治療が不要ですが、**心房が小刻みに震える「心房細動」は、血栓をつくりやすい病態として注視されています。**心房細動がある人は、ない人と比べて脳梗塞の発症率が2〜7倍にもなるからです。

また、心房細動は老化現象の一つともいわれ、欧米の研究によると60歳以下では1％ほどですが、80歳以上では6％以上にみられるなど、加齢とともに増加します。*

＊日本脳卒中学会『脳卒中治療ガイドライン2015［追補2017対応］』より

リスク⑤　不整脈

不整脈は大きく分けて3つある

頻脈

心臓の拍動が異常に速くなる。代表的なものに「心房頻拍」「心房細動」などがある。心室がこまかく震える「心室細動」は突然死につながりやすい。

徐脈

心臓の拍動がゆっくりになり、拍動と拍動の間隔があく。心房の収縮が遅れたり起こらなかったりする「洞不全症候群（どうふぜんしょうこうぐん）」は、これにあたる。

期外収縮

心室に血液が十分にたまる前に収縮することで、ときどき心臓の拍動がとぶ。不整脈では最もよくみられるもので、多くの場合は治療不要。

心臓が小刻みに震える心房細動は血栓をつくりやすい

心房細動は、心房がけいれんしたように小刻みに震えることで、血液がよどみ、血栓ができやすくなる。この血栓が、左心房→左心室→大動脈→脳動脈へと流れていく。

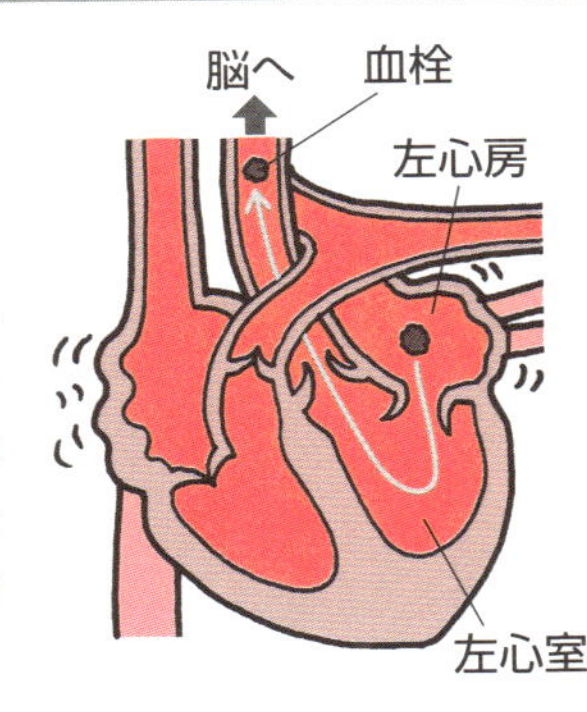

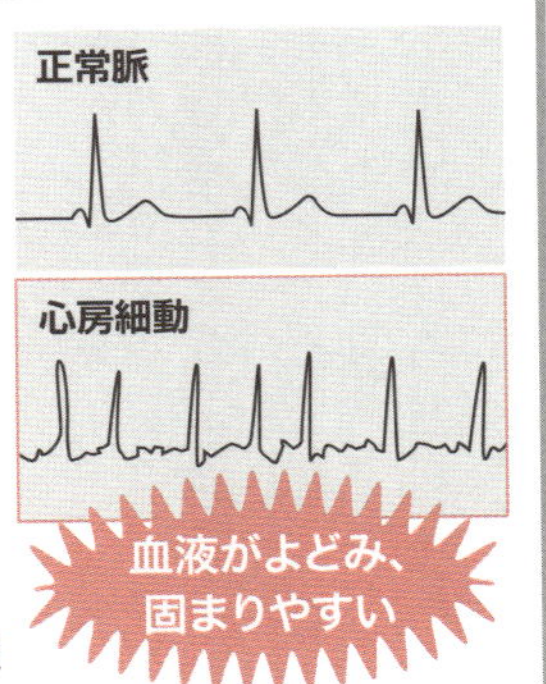

喫煙をはじめ、生活習慣の乱れも大きな要因に

タバコは脳梗塞の引き金となる

脳梗塞の要因を考えるうえで、忘れてはならないのが喫煙です。喫煙は、高血圧や脂質異常症などの生活習慣病と並ぶほどの、脳梗塞の大きなリスクになります。特に40～50代など、**比較的若い年齢で脳梗塞を発症する患者さんは、喫煙者であることが多い**のです。

タバコを吸うと、煙に含まれるニコチンやタール、一酸化炭素などの有害物質が**血管内皮に炎症を起こしたり、血管の収縮を促したりして、動脈硬化が進みます。**また、喫煙で血液中のＨＤＬコレステロールが減ることもわかっており、余分なコレステロールを回収できなくなって、血管壁にアテロームをつくる粥状動脈硬化を促します（Ｐ24）。さらに、このアテロームが破れたときに血小板どうしがくっつきやすくなるため、血栓ができるリスクも高くなります。

これらのメカニズムにより、喫煙はアテローム血栓性脳梗塞やラクナ梗塞など、動脈硬化に起因する脳梗塞のリスクを高めます。男性では、タバコを1日に40本以上吸う人は、いずれの脳梗塞も約2倍起こりやすくなるというデータもあります（左ページグラフ）。

また、**喫煙は血管を収縮させるために、血圧を上げることになります。**その結果、心臓の負担が増え、心肥大から心房細動を引き起こすことにもつながるのです（Ｐ23）。そうなれば、心原性脳塞栓症のリスクも高まります。

そのほか喫煙は、くも膜下出血の有意な危険因子でもあります。

受動喫煙も脳梗塞のリスクとなる

喫煙者が吐く煙や、タバコから立ちのぼる煙にも有害物質は含まれています。そのため、タバコに

よる被害は、吸っている本人だけでなく周囲の人にも及びます。この受動喫煙は、心筋梗塞など心臓病の危険因子となることが以前から知られていましたが、脳梗塞をはじめ、脳卒中の危険因子にもなりうることもわかってきました。

　脳梗塞のリスクは、**禁煙をするだけで、非喫煙者とほぼ同程度まで下がる**ことがわかっています。これは、受動喫煙も同様です。

喫煙と脳梗塞の発症率の関係

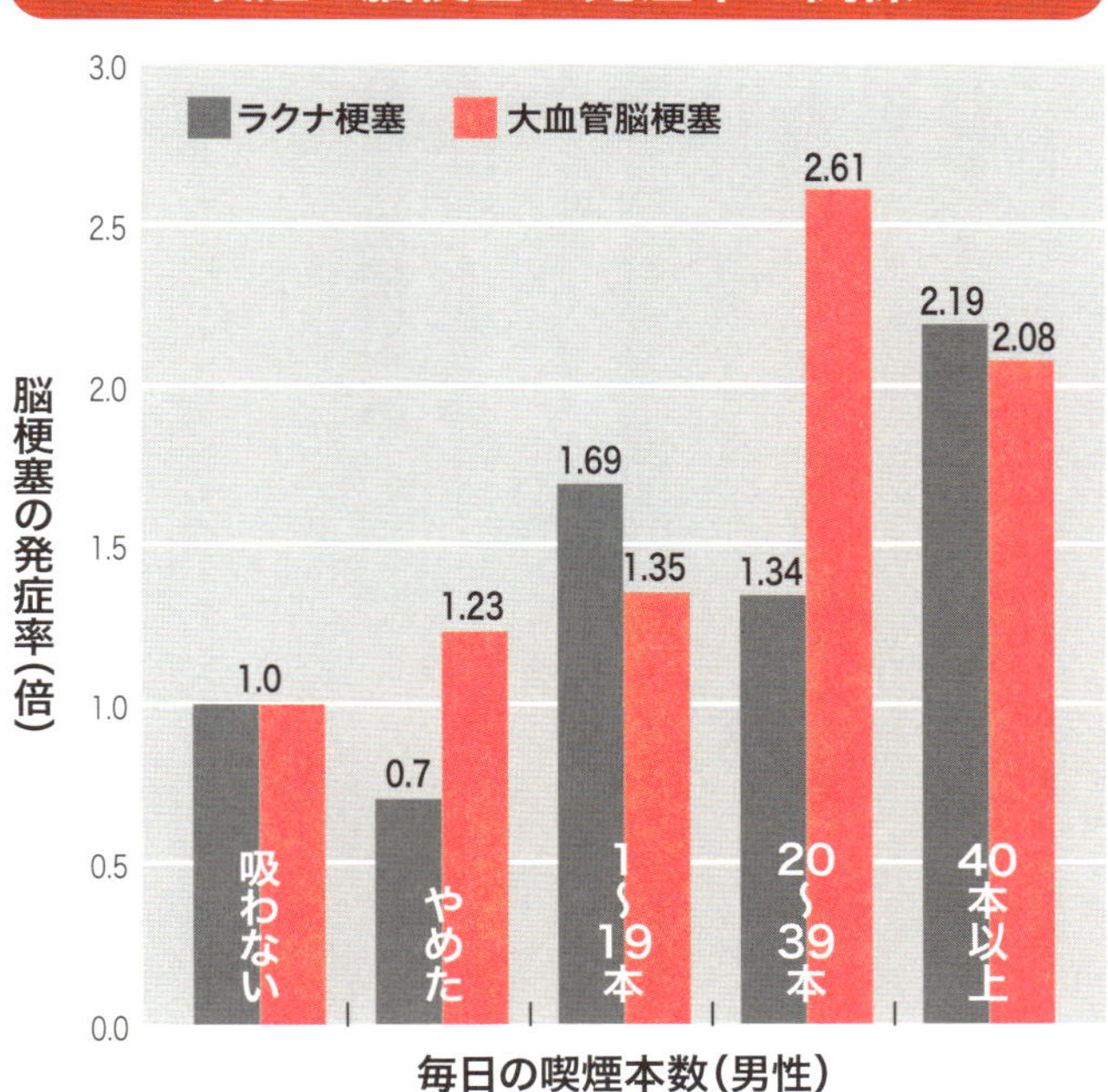

（国立がん研究センター「多目的コホート研究（JPHC Study）2004」より）

喫煙により、アテローム血栓性脳梗塞など太い血管での脳梗塞や、ラクナ梗塞の発症リスクが高くなることがわかる。禁煙すれば、5〜10年で「吸わない」人と同程度の発症率にまで抑えられる。

大量の飲酒は脳卒中の危険を高める

　脳梗塞のリスクとして、過度の飲酒もあげられます。適量なら問題はないようですが、**飲みすぎは高血圧を助長したり、血液中の中性脂肪を増やしたり**して、結果的に動脈硬化が進み、脳の血管を詰まらせることにつながります。

　そのほか、塩分過多の食事は高血圧を、高エネルギー・高脂質の食事は脂質異常症や糖尿病を、運動不足は肥満を招きます。**脳梗塞の危険因子には、こういった生活習慣の乱れが背景にある**ことを覚えておきましょう。

睡眠障害や腎臓病、家族歴もリスクになる

睡眠時無呼吸症候群や慢性腎臓病も危険因子

脳梗塞の危険因子の多くは、これまでに述べたような生活習慣病や、長年の喫煙習慣などですが、ほかにも発症リスクを高める可能性のある病気があります。睡眠時無呼吸症候群（ＳＡＳ）と、慢性腎臓病（ＣＫＤ）です。

睡眠時無呼吸症候群とは、寝ている間に気道が狭くなったり、ふさがったりすることで、呼吸が一時的に止まる病気のことです。10秒以上の無呼吸の状態が、ひと晩（7時間）に30回以上、あるいは、1時間に5回以上あると、睡眠時無呼吸症候群と診断されます。これは**早朝高血圧（モーニングサージ）を招きやすいため、動脈硬化を促進し、脳梗塞のリスクを高める**といわれています（Ｐ158）。

一方、慢性腎臓病は、何らかの原因によって、腎機能が慢性的に障害され続ける病気です。**慢性腎臓病の患者さんは、脳卒中や心筋梗塞など、心血管疾患の死亡率が高い**ことがわかっています。

これは、慢性腎臓病の背景に高血圧や糖尿病、加齢などがあることが多いからです。それにより全身の動脈硬化が進むこと、また、慢性腎臓病という病気自体が、動脈硬化をさらに進行させることが理由として考えられています。

家族に脳梗塞を起こした人がいるとなりやすい

親や近しい家族に脳梗塞の既往歴がある場合は、そうでない人よりも脳梗塞になるリスクが高いことがわかっています。これは遺伝という意味ではなく、むしろ食事や生活習慣が似通っていることが関係しているといわれています。

また、性別でいえば、女性より男性のほうが脳梗塞を起こしやすい傾向があきらかになっています。

脳梗塞が起こるとどうなる?

障害を受けた脳の部位により、さまざまな症状が起こる

人間の脳は、大脳、小脳、脳幹という3つの部位から構成されています。大脳の表面の大脳皮質は神経細胞の集まりで、**前頭葉**、**頭頂葉**、**側頭葉**、**後頭葉**に分かれ、「手足の運動」「感覚」「言葉を聴いて理解する」「物を見て認識する」など、おのおの役割分担があります。

脳梗塞が起こると、この神経細胞がダメージを受けます。障害された部位がどんな機能を担っているかにより、さまざまな症状が現れ、一部が後遺症として残ります。

大脳皮質の役割

①前頭葉

運動機能や、思考、判断を司る。感情や行動もコントロールしている。話す、書くなど言語活動にも関わる。

②頭頂葉

感覚を司る。痛覚や触覚など体で受ける情報を処理する。空間の中での位置把握などもここが担う。

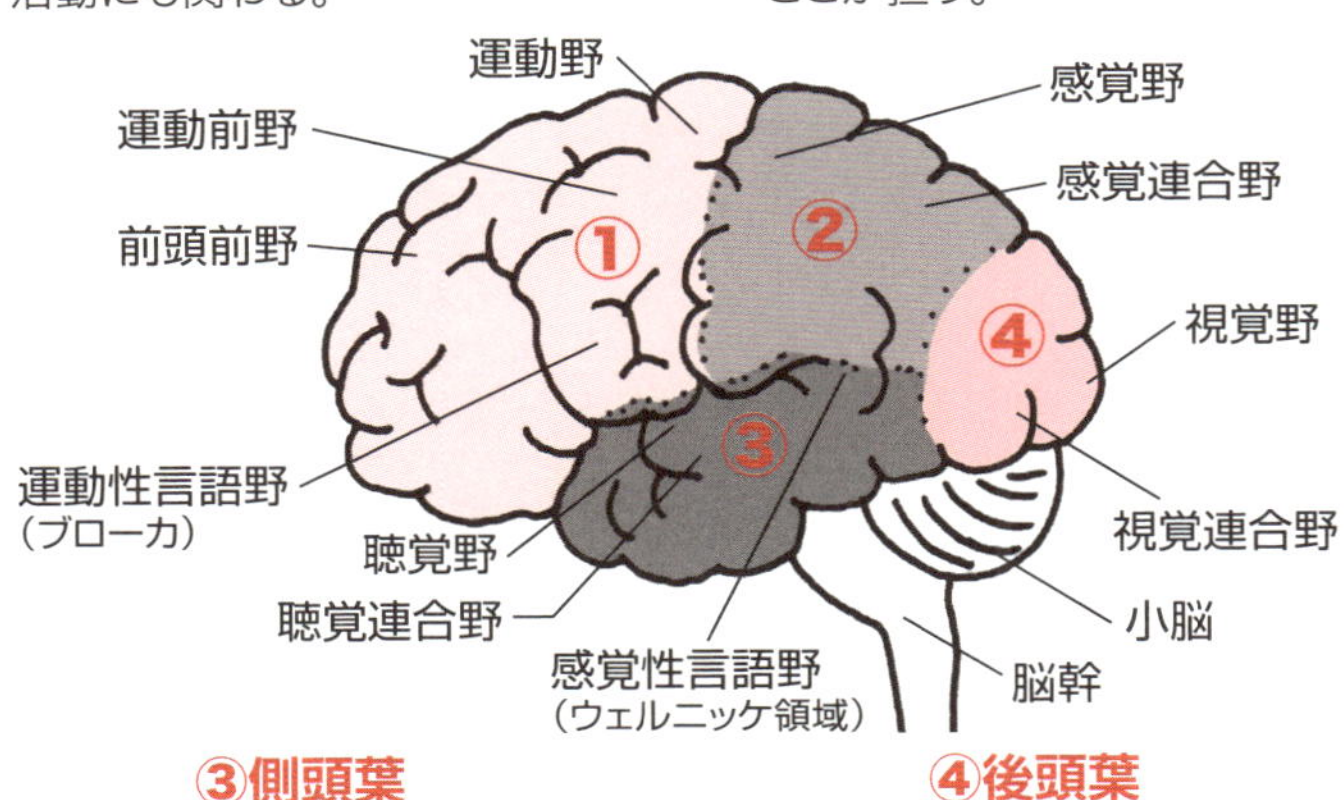

③側頭葉

聴覚を司る。耳から得た情報を音や言葉として認識する。嗅覚にも関わる。内側に記憶を司る海馬がある。

④後頭葉

視覚を司る。目で見た情報から、色、形、明るさなど物体の情報を処理したり、動きや奥行きなど、空間の情報を処理したりする。

後遺症❶　発症時にも起こる代表的な症状

運動障害

体や顔の片側が麻痺する（片麻痺）

大脳の運動中枢、大脳や脳幹の運動神経回路が障害を受け、体の左右どちらかの手足などに麻痺が起こる。顔面の左右どちらかにも麻痺を伴うことがある。

! 単麻痺が起こることも

半身ではなく、「片側の上肢だけ」「片側の下肢だけ」が麻痺することも。これを単麻痺という。

ふらふらして立っていられない（運動失調）

小脳が損傷されると、体のバランスがとれなくなる。ふらふらして立っていられなくなったり、座っていても体が揺れたりする。めまいが後遺症として残ることがある。

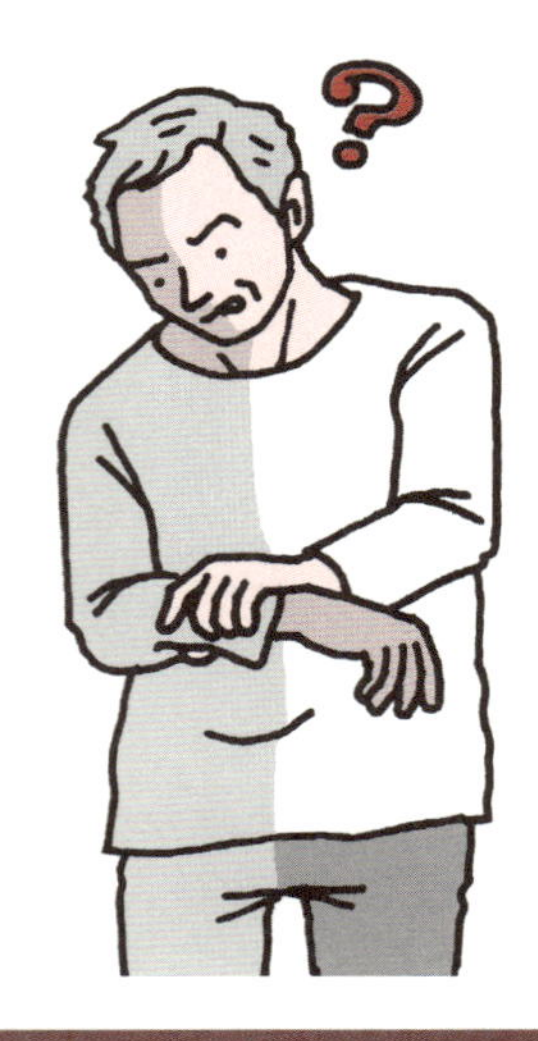

感覚障害

手足がしびれたり、感覚がなくなる

多くは片麻痺と同じ側に現れる。しびれる、触っている感覚がわからない、または鈍くしか感じられない。逆に、痛みを強く感じることもある（痛覚過敏）。

最も多くみられるのは半身の麻痺

脳梗塞の症状で最も多いのは、**体の左右どちらかが麻痺(まひ)する片麻痺(かたまひ)**です。これは大脳の運動神経が障害されて起こります。麻痺の程度は、まったく動かせなくなる重度から、手先のこまかい動きがしにくい軽症まで、さまざまです。

口や舌の筋肉が麻痺すると、ろれつが回らないなど、**構音(こうおん)障害**となって現れます。また、感覚神経が傷つき、しびれなどが生じる**感覚障害**も比較的多い症状です。

上図は、脳梗塞の発症時にみられる代表的な症状です。脳出血の症状と似ていますが、脳出血は、脳梗塞ではほぼ現れない頭痛を伴うことがある点で、異なります。

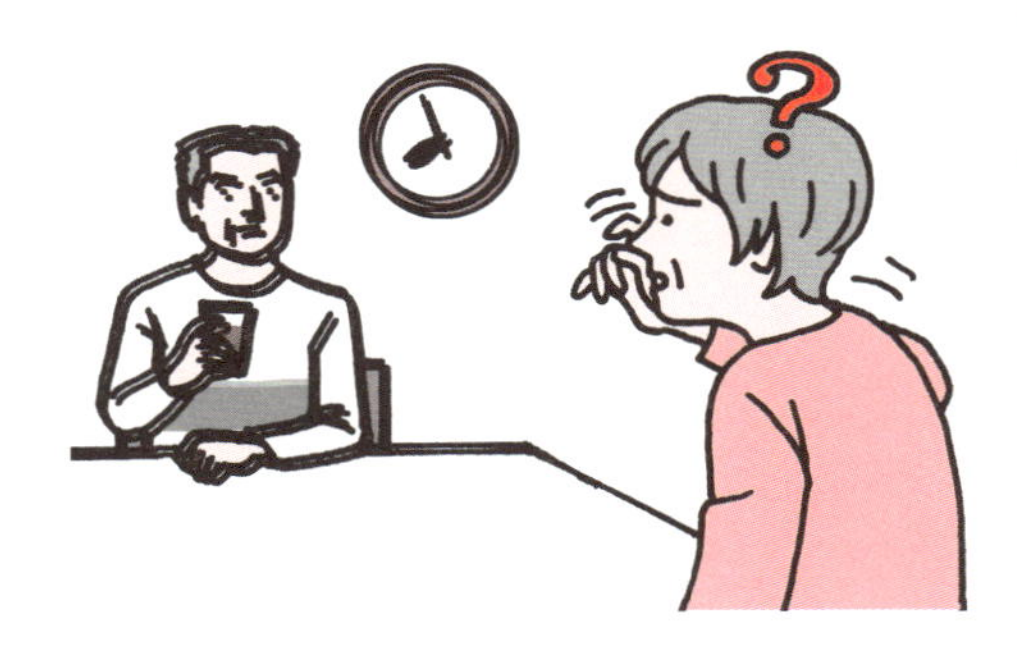

視野障害

物体が二重に見える(複視)

脳幹の眼球運動を司る部分が障害されると、目に映るものが二重にダブって見える。脳梗塞の発症時に強く現れることがあるが、改善することも多い。

視野の片側半分が見えない(半盲)

後頭葉など視覚を司る部分が障害されると起こる。右目で見ても、左目で見ても、あるいは両目で見ても、視野の左右どちらかが見えなくなる。後遺症として残りやすい。

! 部分的に欠けることもある

視野の4分の1が欠けるなど、部分的に見えなくなる「視野欠損」が起こる場合もある。

言語障害

ろれつが回らず、うまく話せなくなる(構音障害)

舌や唇、のどなど、話すことに関わる筋肉に麻痺が起こり、うまく話せなくなる。脳の中枢神経が損傷されると失語症(P35)が起こることもある。

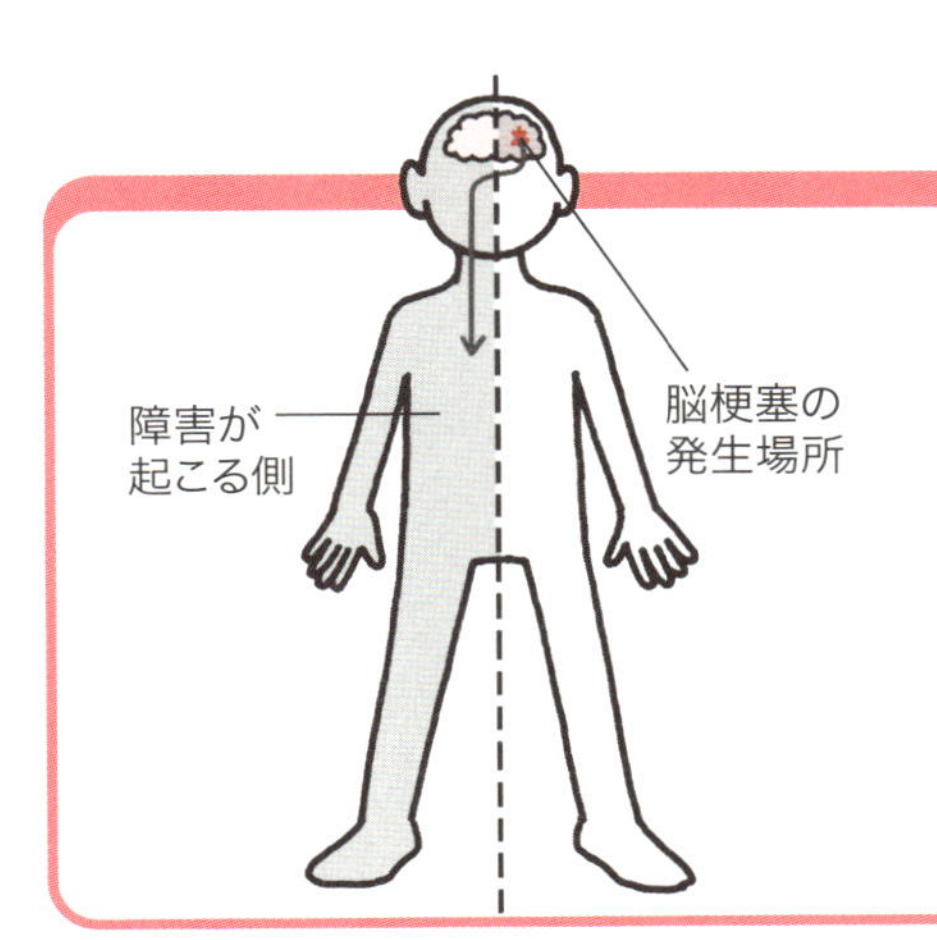

先生、教えて!

体の片側に症状が起こるのはどうして?

運動神経、感覚神経、視神経については、右半身を左脳が、左半身を右脳が、それぞれ交差するように支配しています。そのため、梗塞が起こった側とは反対の半身に、症状が現れるのです(左イラスト参照)。

後遺症❷ そのほかの神経症状

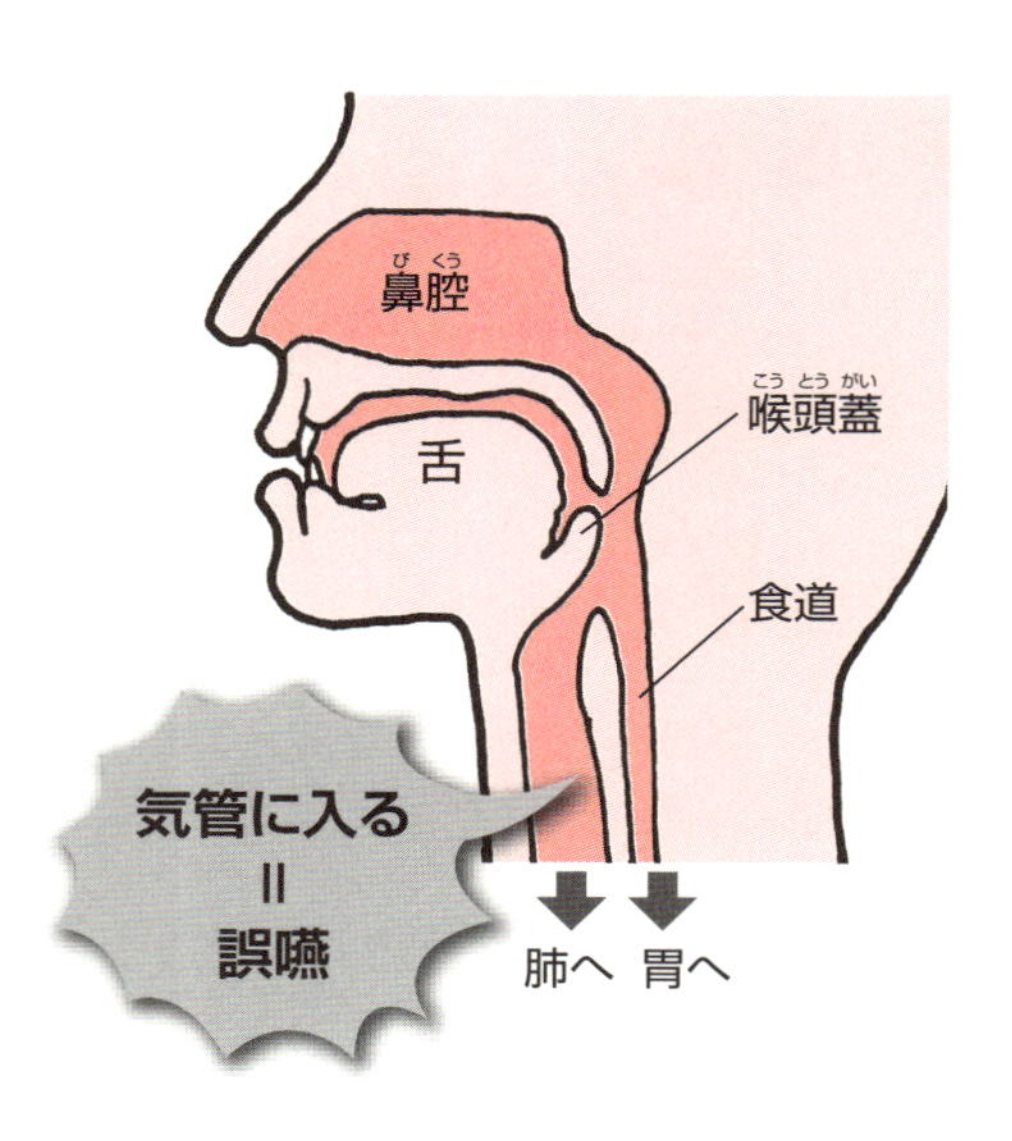

嚥下障害

うまく物を飲み込めない

運動障害や感覚障害により、口や舌、のどなどの動きがスムーズにいかず、食べ物や飲み物をうまく飲み込めなくなる。のどに詰まりやすくなったり、飲食物が誤って気管に入り込んで（誤嚥）むせたりする。

誤嚥性肺炎の要因に

むせを伴わず、気付かないうちに飲食物が気管へと流れ込み（不顕性誤嚥）、肺が炎症を起こすことを誤嚥性肺炎という。嚥下障害があるとリスクが高くなる。

排尿障害

排尿の間隔が短くなったり、トイレに間に合わず失禁する

排尿をコントロールする神経回路が障害されることで起こる。排尿後すぐにまた尿意が起こり、何度もトイレに行ったり（頻尿）、尿意をがまんできず失禁したりする（切迫性尿失禁）。

嚥下障害や排尿障害も起こりやすい

片麻痺などと同じ神経症状の一種で、嚥下障害や排尿障害が起こるケースも少なくありません。**嚥下障害は、構音障害を伴うこともあります。**これは、飲み込むのも話すのも、口、舌、のどという共通の部位を使うためです。

外からは見えにくい障害が起こることも

脳梗塞が起きた部位によっては、**思考や判断、注意、記憶、言語といった、人間ならではの脳機能が障害される**ことがあります。これを「高次脳機能障害」といいます。麻痺と違って外からは見えず、周りも、本人ですらも気付きにくい

後遺症❸ 高次脳機能障害

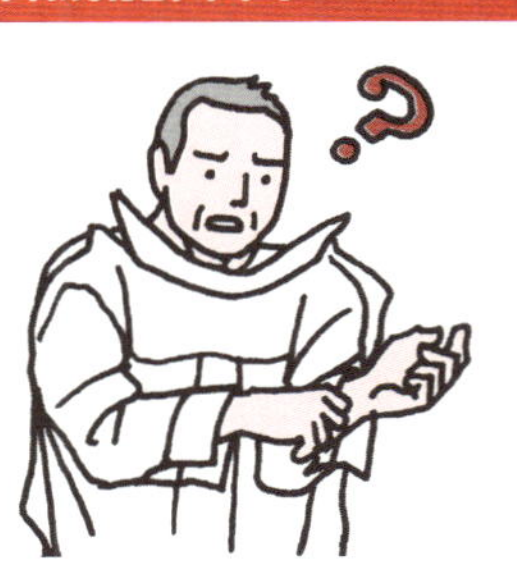

失行

目的に沿った動作ができない

麻痺や運動失調はないが、手足の動かし方、道具の使い方などがわからなくなり、目的に沿った日常動作ができなくなる。服の着方がわからない、財布の開け閉めができないなど。

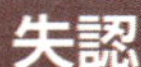

失認

物や概念の認識ができない

視覚や聴覚、触覚などには問題がないが、目に映る物が何なのかが認識できなくなる。知っている道で迷う、電話の音を認識できないなど。

半側空間無視は失認の一つ

半盲や視野欠損とは異なり、視覚には問題がないが、主に左側の視野にあるものを認識できなくなる。歩行中に障害物を避けずにぶつかるなど。

失語症

言葉が理解できない

感覚性失語。相手の話す言葉は聴こえているが、理解できない。そのため、流暢にしゃべることはできても、話す内容が支離滅裂になる。

言葉がうまく出てこない

運動性失語。相手の話す言葉は理解できるが、自分が話したいことをうまく言葉にできない。発語が難しく、たどたどしい話し方になる。

症状です。それゆえ周囲の理解を得にくい現状もあり、社会復帰に大きな影響を及ぼします。

上図の症状のほか、**記憶障害**や**判断力の低下**、注意力が散漫になる**注意障害**などが起こります。買い物や料理など、段取りを立てて実行することができなくなる**遂行**（すいこう）**機能障害**が起こることもあります。

いずれの症状も、後遺症として長く残ることがある

これらの症状の程度は、脳梗塞の重症度や、発症から治療開始までの時間など、人によって異なります。治療の過程で治まることがある一方、多くは後遺症として残ります。失った機能を少しでも取り戻せるよう、早期からのリハビリテーションが重要です。

認知症やうつ病につながることもある

小さな脳梗塞が多発し、認知症につながる

脳梗塞を起こしてすぐは、片麻痺（かたまひ）などの神経症状が目立ちますが、発症後しばらくしてから起こる後遺症があります。その1つが、**認知症**です。脳卒中の後遺症として起こる認知症は「血管性認知症」と呼ばれ、主に脳卒中による脳の血流低下が原因となって、認知機能が低下します。

脳梗塞のうち、認知症との関わりが深いのは**ラクナ梗塞**です。脳出血と比較すると、ラクナ梗塞は認知症のリスクが7倍高くなるという報告があります。*

ラクナ梗塞はほかのタイプの脳梗塞と比べて症状が軽度だったり、あるいはまったく伴わなかったりして（P42）、気付かないまま脳のあちこちに起こっていることがあります。すると、**徐々に脳の認知機能を司る部位が障害され、症状が現れてくる**のです。

ちなみに、認知症といえばアルツハイマー型認知症が有名ですが、血管性認知症はそれとは症状の現れ方が異なります。前者では記憶障害などが顕著なのに対し、後者は**自発性や意欲の低下などが目立つ場合が多い**ようです。また、この2つが合併することも珍しくなく、アルツハイマー型認知症だった人が脳卒中を起こすと、症状が悪化するとも考えられています。

うつ症状や感情障害など精神症状を引き起こす

脳梗塞の後遺症として、**うつ病**を引き起こすことがあります。「脳卒中後うつ」または「血管性うつ」などと呼ばれます。

脳卒中後うつでは、主に左ページ図のような症状が現れますが、これは前述の血管性認知症の症状とも似ています。認知症を疑って受診したら、実はうつ病だったと

*Béjot Y, Aboa-Eboulé C, Durier J, Rouaud O, Jacquin A, Ponavoy E, et al. Prevalence of early dementia after first-ever stroke:a 24-year population-based study. Stroke 2011;42:607-612

心にも症状が現れる

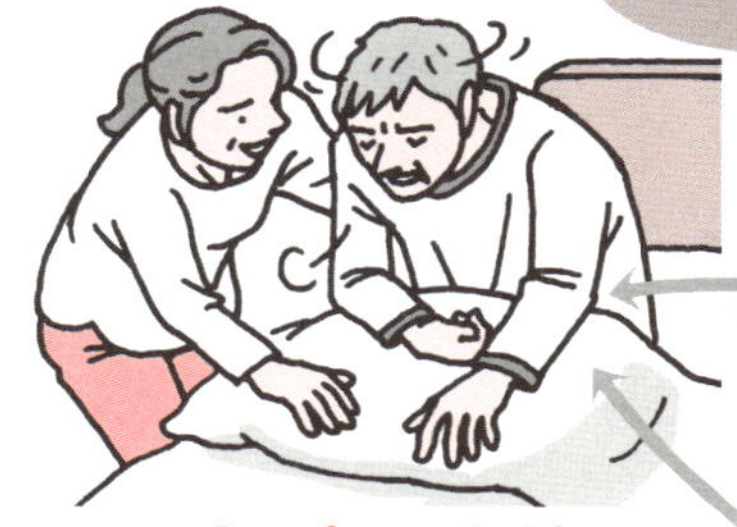
活動性の減退
意欲の低下

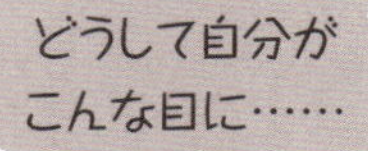
どうして自分が
こんな目に……

病気になったことや、後遺症に対するショック

感情を司る脳の前頭部分の損傷

うつ病につながる

気分の落ち込み（抑うつ気分）よりも、意欲の減退や、活動性が低下して何もしたがらないなどの症状が目立つ。これからのことを考えて不安に襲われ、不眠につながる人も多い。

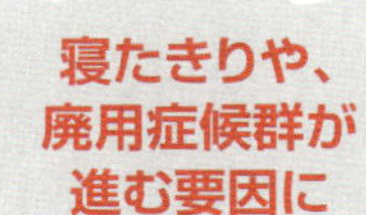

寝たきりや、廃用症候群が進む要因に

麻痺などで体を動かしにくいことも影響して、何をする気にもなれず、そのまま寝たきりになる人が少なくない。それによって筋力が低下したり、関節が固くなったりする、廃用（はいよう）症候群（P78）が進む要因になる。

いうケースも少なくありません。

うつ病で問題となるのは、**意欲の低下からリハビリを拒み、寝たきりの状態になる**ことです。無理な励ましは本人を追い詰めるため、家族や周囲の人が寄り添って話を聞くなど、本人の思いを受け止め、支えていく姿勢が求められます。

また、脳梗塞によって脳の前頭部分が障害されると、**感情のコントロールができなくなる感情障害が起こる**こともあります。うつ病にみられる気分の落ち込みのほか、感情が高ぶってイライラと怒りっぽくなる、急に笑い出す、理由もなく泣き出すなど、突然人が変わったようになることがあります。

いずれの場合も、こういった精神症状がみられたら、まずは専門医に相談することが大切です。

前ぶれ発作〝TIA〟の段階で気付けば、予防が可能

本格的に脳梗塞が起こる前に、特徴的なサインがある

脳梗塞は、ある日突然起こるというイメージがありますが、必ずしもそうとは限りません。実は、本格的な発作が起こる前に、予兆のような症状が現れることがあるのです。この脳梗塞の前ぶれ発作のことを、**「TIA（Transient Ischemic Attack）＝一過性脳虚血発作」**といいます。

TIAは左ページ図のように、一時的に脳の血管に血栓が詰まることが原因です。手足の麻痺やしびれ、手足がうまく動かせないなどの症状が現れますが、**ほんの数分～15分、長くても24時間以内に消えます。**これは、詰まった血栓がもろく、自然に溶けるためです。

一瞬なので、起こった本人も「気のせいかな」「疲れているのかもしれない」と見逃してしまいがちです。しかし**この段階で異変に気付き、すぐに治療をすれば、脳梗塞を防ぐことができる**のです。

発症の1～2日後に脳梗塞を引き起こす

すぐに治療が必要なのには、理由があります。TIAは〝前ぶれ発作〟といわれるように、あくまで脳梗塞の予兆。一時的にでも血管が詰まったということは、すぐにまた同じところが詰まってもおかしくないのです。

TIAはアテローム血栓性脳梗塞で起こることが多く（P16）、頸動脈の動脈硬化によってできた血栓が、脳動脈に流れて詰まるケースがよくみられます。特に脳梗塞の危険が高いのが、TIA発症から24～48時間。つまり、**TIAを放置すると、翌日にでも脳梗塞が起こる危険がある**ということです。

もしTIAが起こったら、その日のうちに救急病院へ行き、専門医の検査を受けましょう。

TIAが起こる仕組み

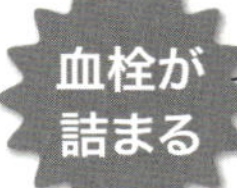

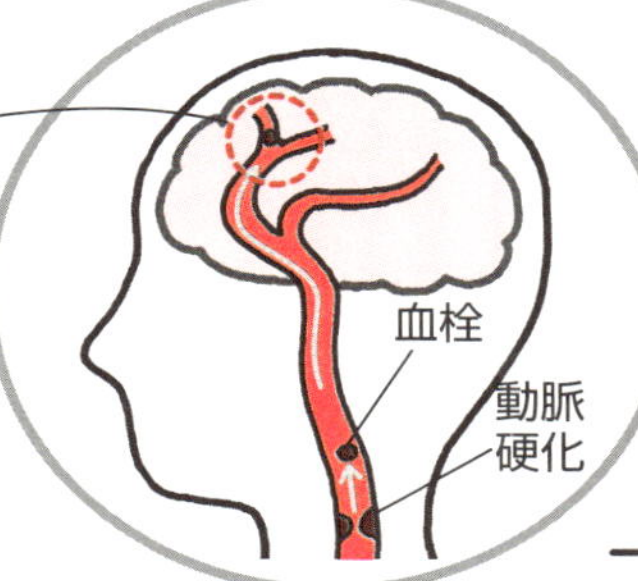

頸動脈にできた血栓が流れてきて、脳の血管に一時的に詰まる。手足の麻痺やしびれなどの症状が現れる。

TIAが起こる

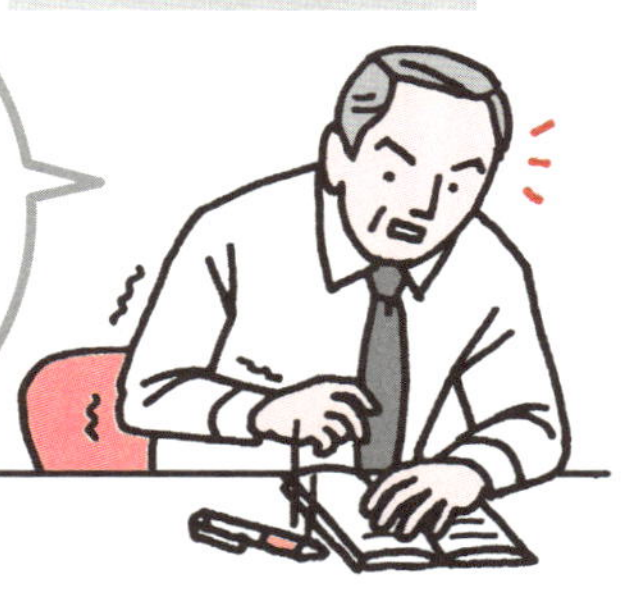

数分〜
24時間以内

TIAが消失する

血栓が
自然に
溶ける

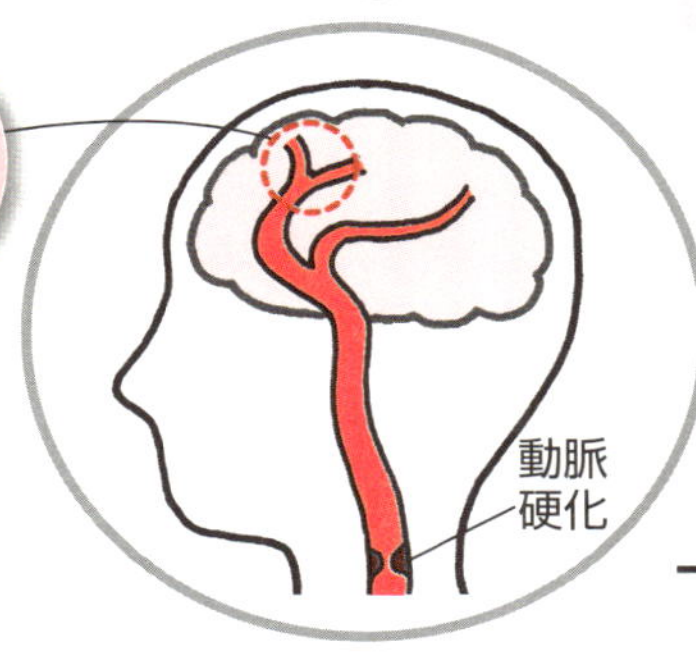

詰まった血栓が自然に溶けて脳血管の血流が再開されると、何事もなかったかのように症状が消える。

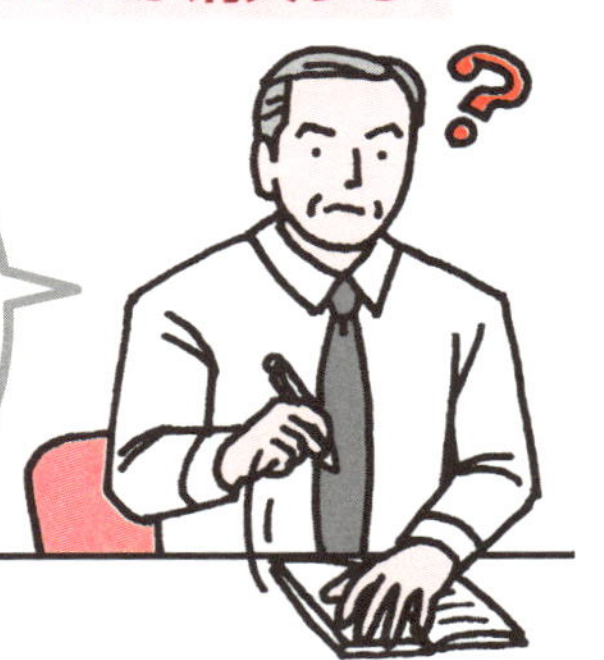

こんな症状が起きてすぐに治まったら、救急病院へ！

- □体の片側に力が入らない（ペンやコップが持てない）
- □体の片側がしびれる（痛みや温度を感じない）
- □ろれつが回らない、うまく言葉が出ない
- □簡単な言葉を理解できない、文字が書けない
- □めまいやふらつきがあり、立っていられない
- □立ち上がれなくなったり、歩けなくなったりする
- □視野が半分欠けたり、物が二重に見えたりする
- □片方の目が見えにくい（暗くなって見えない）*

*一過性黒内障。頸動脈の動脈硬化が進んで血栓ができ、それがはがれて目の動脈に詰まることで起こる。

検査をし、脳梗塞のリスクを探る

TIAを疑って受診すると、それがTIAなのかどうかを専門医が診断し、直ちに治療が開始されます。治療方針は、脳梗塞発症のリスクを予測し、それに基づいて決めていきます。

また、病院に到着する前に症状が治まってしまったとしても、ためらわずそのまま受診することが大切です。専門医はTIAのことを把握しています。**いつごろどんな症状が起こり、どのくらい続いたのか**などを伝えれば、適切に対処してもらえるからです。

TIA発症後の脳梗塞のリスクは、ABCD^{2}スコアという予測スコアを使って検討します（下図）。

ABCD²スコアでリスクを評価する

合計スコアが高いほど脳梗塞を発症しやすい。スコアが4点以上、かつ発症48時間以内で短期間に繰り返すTIAを基準に、MRI拡散強調画像（DWI）病変、頸動脈・頭蓋内血管の有意な病変、心房細動を合併している場合は緊急入院を検討するべきとされている。

Age（年齢）	60歳以上である	1点
Blood pressure（血圧）	収縮期血圧 140mmHg 以上 または 拡張期血圧 90mmHg 以上	1点
Clinical features（臨床症状）	片側の麻痺	2点
	麻痺を伴わない言語障害	1点
Duration（持続時間）	60分以上	2点
	10～59分	1点
Diabetes（糖尿病）	糖尿病である	1点
	合計スコア（最高7点）	**点**

（日本脳卒中学会『脳卒中治療ガイドライン2015［追補2017対応］』より）

スコアの合計点数が高いほど、脳梗塞を発症しやすく、緊急性が高いといえます。スコアは、年齢や血圧、TIAの症状、持続時間などから採点していきます。

項目に糖尿病の有無が入っていますが、これは、糖尿病のある患者さんは同時に、高血圧や脂質異常症を持ちあわせていることが多く、動脈硬化が進行している可能性が高いためです。

そして脳梗塞のリスクを調べるとともに、どうしてTIAが起きたのか、詳しい検査を行って原因を探ります。主に、CT検査やMRI検査などの画像検査、頸動脈や心臓の超音波検査などが行われます(P50~53)。

また、前述のスコアの合計点数が低い場合でも、これらの検査から脳梗塞のリスクが高いと認められれば、治療の緊急性があると判断されます。

薬物療法を中心に治療を進める

検査の結果、TIAだと確定したら、**本格的な脳梗塞への移行を防ぐため、直ちに治療を開始**します。TIAの治療は、主に薬物療法が検討されます。使用されるいずれの薬も、基本的には脳梗塞の再発を防ぐための治療で用いられるものと同じです。

TIAが起こってから48時間以内で、動脈硬化による血栓が原因である可能性が高い場合は、アスピリンなど、血小板の働きを抑える薬を使って血栓をできにくくする治療法が勧められます。一方、心房細動があるなど、心臓でできた血栓が運ばれてきた可能性が高い場合は、血液を固まりにくくする抗凝固薬が検討されます。

また、動脈硬化によって頸動脈が極端に狭くなっている場合には、薬物療法などの内科的治療とともに、外科的手術が検討されることもあります(P143)。

先生、教えて!

TIAはどのくらいの割合で起こるの?

脳梗塞を起こした人の約3割がTIAを経験しているといわれています。また、脳梗塞は再発しやすいのですが、再発時にもTIAは起こることがあります。ただし、どの血管がどのように詰まるかで、初発のときと症状は異なります。

知っておきたいこと①

年齢とともに、〝隠れ脳梗塞〟が増えてくる

症状を伴わない脳梗塞がある

脳の細い血管に起こるラクナ梗塞は、症状をまったく伴わない場合があります。これを「無症候性脳梗塞」といい、「隠れ脳梗塞」とも呼ばれます。脳梗塞のサインともいえる半身の麻痺(まひ)やしびれなどの発作が起こらないため、発症しても気付きにくいのが特徴です。

隠れ脳梗塞は珍しくはなく、高齢者ほどよく見つかるようになります。これは、加齢そのものが血圧の上昇を招き、脳血管の動脈硬化を進める要因になるからです。およそ50歳以上であれば、隠れ脳梗塞を1つや2つ持っていることは年相応の変化であり、加齢現象の一つといえます。

脳ドックで見つかることが多い

隠れ脳梗塞が見つかるのは、主に脳ドックを受けた場合です。脳ドックは、脳の病気を調べるために行われる健康診断。問診や血液検査、尿検査などの基本的な検査のほか、頭・首・胸の精密検査を通して病変を探します（P44）。

検査を受けると、隠れ脳梗塞のほか、脳動脈瘤(りゅう)、脳腫瘍などが見つかることがあります。また、脳や血管には異常がない場合も、高血圧や脂質異常症、糖尿病、心房細動など、脳梗塞の危険因子があれば、それもわかります。そのほか、認知症の発見にも役立ちます。

検査に要する時間は半日程度がほとんどで、長くても1日です。ちなみに、健康保険は適用されないため、5～10万円ほどの費用がかかります。

すべての人に勧められる検査ではありません。しかし、家族に脳卒中を起こした人がいる、ふだんから血圧やコレステロール値が高いなど、脳梗塞の危険因子を複数持っている人（左ページ図）は、隠れ脳梗塞が進行していたり、本

格的な脳梗塞につながる危険性が高いといえます。予防のために検査を受けてみるとよいでしょう。脳ドックを実施している全国の医療機関は、日本脳ドック学会のホームページから検索が可能です。*

隠れ脳梗塞が見つかったら？

検査によって隠れ脳梗塞が見つかっても、むやみに心配することはありません。小さな梗塞が単発で起きているなど、程度が軽ければ経過観察となることが多いようです。検査結果をもとに、専門医を受診して意見を聞きましょう。

梗塞が複数箇所に起きているなど、悪化する可能性が高い場合は、治療が検討されます。ただし、隠れ脳梗塞は脳の細い血管に起きており、このタイプの脳梗塞に対し、血栓ができないようにとアスピリンなどの抗血小板薬を使うと、かえって脳出血のリスクが高くなることがわかっています（P65）。慎重に治療方針を決めていくことが大切です。

生活習慣に要因があれば、食事や運動を改善し、脳梗塞のリスクを管理していきます。必要に応じて、血圧やコレステロール値、血糖値を薬で下げることもあります。

こんな人は脳ドックが勧められる

- 家族に脳卒中を起こした人がいる
- 高血圧、脂質異常症、糖尿病、肥満などの生活習慣病がある
- 喫煙歴が長い
- 50歳以上である

など

当てはまる項目が多い人ほど脳卒中になるリスクは高くなり、予防や早期発見・治療のために脳ドックを受けるメリットがある。また、30歳代や40歳代の若い人でも、家族歴や生活習慣病の既往歴、喫煙歴によっては、検査を受けることが推奨される。

! くも膜下出血の予防にも有効

脳ドックでは、破れる前の脳動脈瘤が見つかることもある（未破裂脳動脈瘤）。脳動脈瘤の大きさや、できている部位などによっては、くも膜下出血を予防するための治療が検討される。

*日本脳ドック学会ホームページ　jbds.jp

脳ドックで行われる主な検査項目

日本脳ドック学会が定めた必須の検査のほか、必要に応じて選べる検査もある。
事前に医療機関のホームページなどでチェックしよう。

必須の検査

	項目	内容
問診		問診票に記入することが多い。本人の既往歴（特に脳卒中、TIA、認知症、脳卒中の危険因子）、家族歴（脳卒中、認知症、そのほかの脳疾患）、食事や運動、喫煙、飲酒などの生活歴について答える。
診察	神経学的診察	脳の障害による神経の異常が起こっていないか、手足、目の動き、皮膚の感覚、腱反射などを調べる。
診察	身体所見の診察	身長･体重測定、腹囲の計測（肥満度のチェック）、血圧や脈拍の測定を行う。体型、顔色、話し方なども観察する。
診察	聴診	聴診器で、心臓と頸部の動脈に雑音がないかを調べる。頸動脈の病変、心臓弁膜症、脳梗塞の病因を調べるのに有用。
血液検査		赤血球数、白血球数、ヘモグロビン、ヘマトクリット、血小板数などを調べる一般末梢血検査と血中たんぱく、血糖、血中脂質、尿酸などを調べる血液生化学検査を行う。
尿検査		尿たんぱく、尿糖、潜血、ウロビリノーゲン（肝障害があると増加）などを調べる。
心電図検査		十二誘導心電図検査で、心房細動などの不整脈や、狭心症や心筋梗塞などの虚血性心疾患の有無を調べる（P52）。
! 特に重要	頭部MRI検査	電磁波を使って、脳を縦･横の方向から輪切りにした画像を写し、脳の状態を調べる（P50）。
! 特に重要	MRA検査	MRIを使って、脳の血管の画像だけを抽出し、脳の動脈硬化や動脈瘤の有無を調べる（P51）。
! 特に重要	頸動脈超音波検査	頸動脈に超音波を当てて、動脈硬化の有無や進行状態を調べる（P51）。

必須ではないが推奨される、または選択できるオプション検査

検査	内容	検査	内容
認知機能検査	認知症が疑われる場合に検討される。スクリーニング検査を行い、認知機能の低下の有無を調べる。		
胸部エックス線検査	レントゲン写真を撮り、心臓に異常がないか調べる（P52）。	脳波検査	安静時の脳の電気的な活動を調べる。てんかんなどの発見に有用。
SPECT	脳の血流の状態を調べる（P53）。認知機能の評価に有用。	PET	脳の血流と代謝を調べる（P53）。認知症の早期発見に有用。
ホルター心電図検査	24時間の心電図を記録し、発作性の不整脈がないか調べる（P52）。	心臓超音波検査	心原性脳塞栓症が疑われる場合に検討される（P52）。

第2章

脳梗塞で倒れたときの治療法

もしも脳梗塞で倒れたとき、重要なのは、一刻も早く治療を開始することです。この章では、発症直後の処置から入院、診断、そして、後遺症を少なくするための治療法の選択について、おさえておきたい予備知識を解説します。

脳梗塞の治療の流れを理解する

発症後、数時間以内に治療を開始する

脳梗塞の治療は、詰まった血管を再開通させて重症化を食い止めること、そして再び血管が詰まることのないよう、再発予防を行うこと――この2つがメインです。

脳梗塞発症後の基本的な治療の流れは、左ページのようになります。治療は急性期と慢性期に大きく分けられ、治療が進むにつれて内容も変化していきます。

急性期の中でも、発症から数時間以内を特に「超急性期」といい、**詰まった血栓そのものに対する治療を行うゴールデンタイム。**この超急性期の治療（薬物療法や血管内治療を行います）をいかに早く始められるかが、予後を左右するといっても過言ではありません。

血管を再開通させた後や、状況によって血栓を取り除く治療を行えなかった場合などは、症状の悪化を防ぐための治療と、再発予防の措置が始まります。急性期も慢性期も、薬物療法が中心です。

再発予防は、どこかの段階で終わることはなく、生涯続きます。つまり、病院を退院した後は、患者さん本人が、自分自身で管理していくことになります（P71）。

機能回復には早い段階からのリハビリが必須

1章で述べたとおり、脳梗塞を起こした人の多くは、片麻痺（かたまひ）や感覚障害、言語障害などの後遺症が残ります。これらの症状からできるだけ回復させ、また、それ以上悪化させないためには、リハビリテーションが必要となります。

リハビリは、急性期の治療の段階から始まります。**脳梗塞の症状が安定し次第、できるだけ早く開始することで効果が上がる**ことがわかっているからです。詳しい内容は3章（P77〜）で解説します。

急性期と慢性期に大きく分けられる

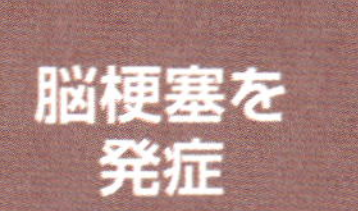

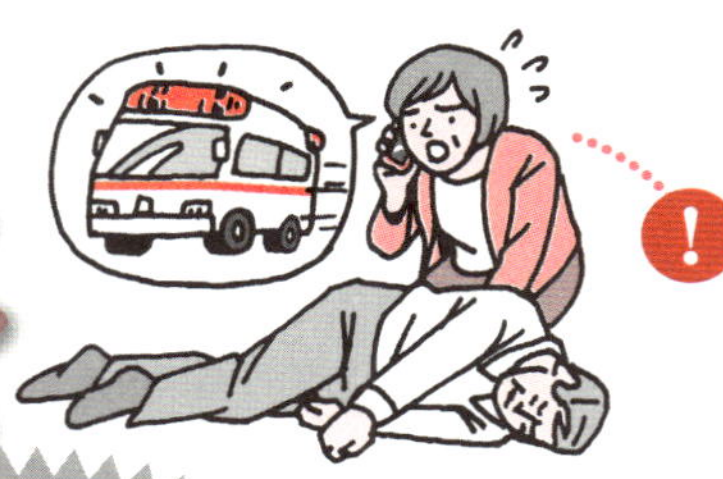

脳梗塞を発症

救急搬送

家族の対応については P74～

脳梗塞が疑われる場合は、ためらわずに救急車を呼んでよい。

P48～

検査・診断

救命救急処置を行い、脳梗塞かどうか、その原因などをさまざまな検査から診断する。梗塞が起きて壊死(えし)する部分（梗塞巣(そう)）は時間とともに広がっていくため、早急に見極めて治療を開始する。

例 脳梗塞のCT検査画像

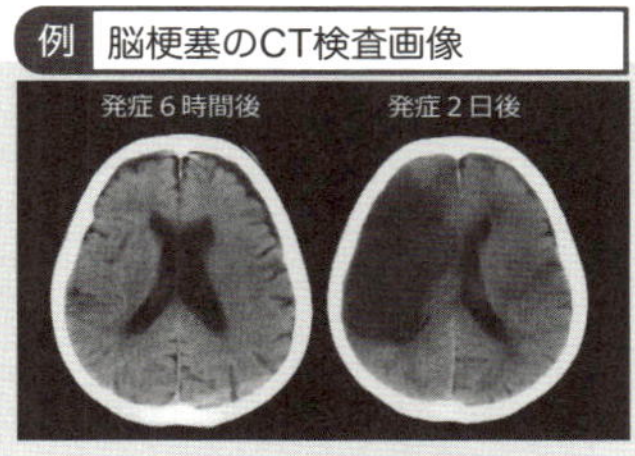

脳梗塞と確定するには、画像診断が必須となっている。

P54～

急性期の治療

発症直後から2週間、長くて4週間くらいまでを急性期という。発症から6～8時間以内の超急性期は、一刻も早く血流を再開させるための治療を行う。その後すぐに、再発を防ぐための治療に入る。

発症後6～8時間
超急性期

発症後2～4週間
急性期

P130～（4章）

慢性期の治療

発症後1か月以降の、症状が安定しはじめる時期を慢性期という。最初の3か月間くらいを亜急性期（回復期）と呼ぶ場合もある。急性期に引き続き、脳梗塞の再発を防ぐ。

発症後1～3か月
亜急性期（回復期）

発症後3か月～
慢性期

再発予防の取り組みは生涯続けていく

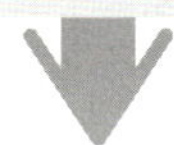

救急処置の後、画像から脳梗塞かどうかを判断する

意識がない場合は、まず救命救急処置を行う

脳梗塞が疑われて病院へ救急搬送されると、それが本当に脳梗塞なのかどうか、また病巣はどこなのかをいち早く見極めるために、さまざまな準備が進められます。

はじめに意識の有無や呼吸、脈拍、血圧などのバイタルサインを確認しますが、このとき、本人に意識がなければ救命救急処置が優先されます（左ページ図）。呼吸障害のせいで意識障害を起こしている場合もあるので、気道の確保や人工呼吸の管理が重要です。

家族などが付き添っている場合は、この間に患者さんについての情報提供が求められます。主には、患者本人の既往歴、服用している薬や、倒れたときの状況などを聞かれます（P76）。

血圧は慎重に管理される

脳梗塞を起こすと、血圧の管理が重要となります。発作で強いストレスが加わると血圧が上昇しやすく、危険です。また、呼吸が苦しくなったり、代謝が変化したり、頭蓋内部の圧力が高まることによっても血圧が変動します。

しかし、**血圧を急激に下げると梗塞巣（そう）が広がることがあり、かえって危険を伴う**ため、原則として降圧療法は行われません。極端に血圧が高い状態が続く場合や、大動脈解離（P58）、急性心筋梗塞や心不全などを伴う患者さんの場合に限り、血圧が下がりすぎないよう注意しながら降圧療法を行います。血栓溶解療法（P56）を予定している患者さんで血圧が高い場合も、出血性脳梗塞を起こさないよう、点滴による降圧療法が勧められます。

逆に、血圧が著しく下がっている状態（ショック）は、輸液や昇

救命救急処置のABC

気道の確保(Airway)

意識を失っていると、舌がのどに落ち込んで気道をふさぐことがあるため(舌根沈下)、あごを上に向けて呼吸しやすい体勢にする。口の中に異物があれば取り除く。呼吸しやすいよう、口にチューブを入れることもある。

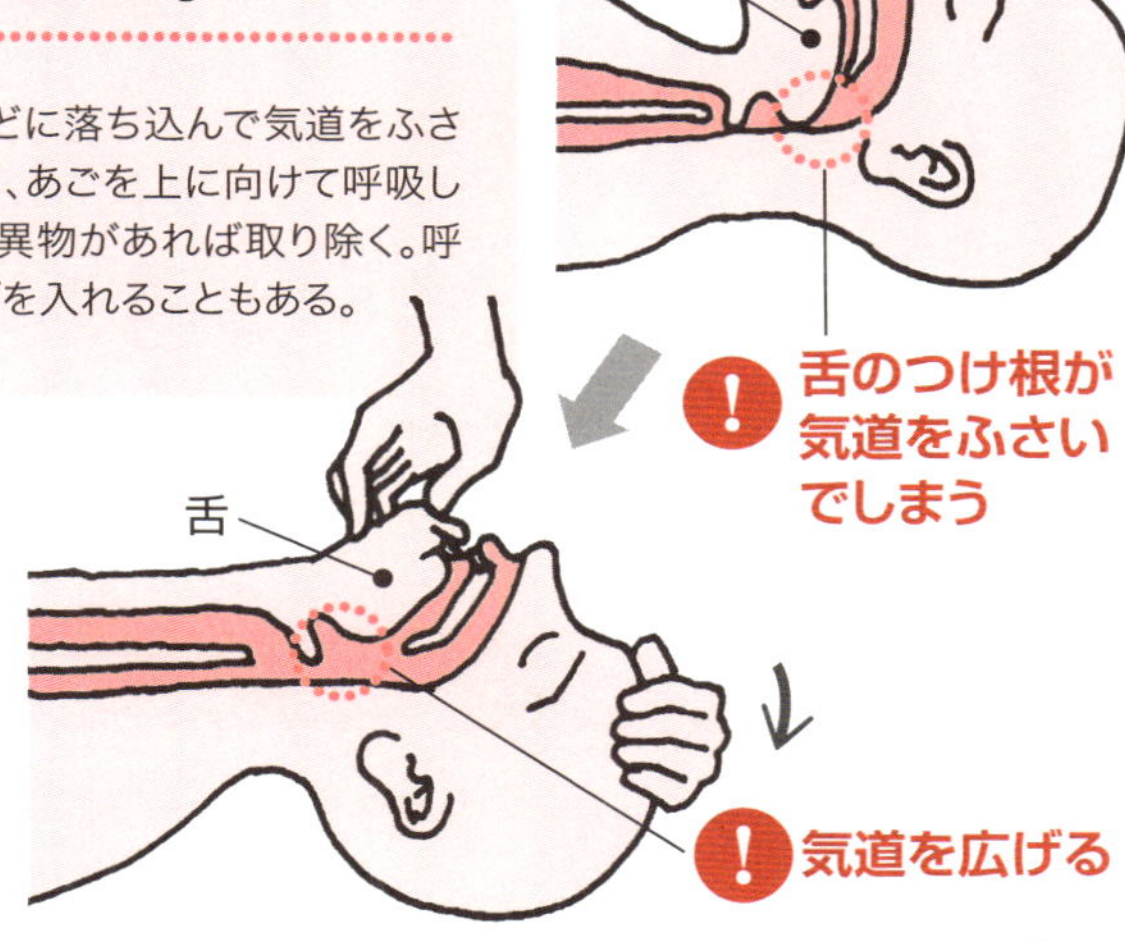
舌
舌のつけ根が気道をふさいでしまう
舌
気道を広げる

呼吸の確保(Breathing)

呼吸の状態を確認したり、血液中の酸素濃度を調べる。嘔吐の恐れがあるときは、麻痺(まひ)がある側が上になるよう横向きに寝かせる。自発呼吸が弱い場合は、人工呼吸器につないで呼吸を確保する。

循環の確保(Circulation)

脱水を起こしたり、体内のミネラルバランスが崩れたりすると症状が悪化する場合がある。患者さんの状態によっては、点滴で水分やミネラルを補給する。検査のための採血も行う。

圧薬などを使って速やかに改善をはかります。

血液検査、心電図検査、胸部レントゲンは必須

バイタルの確認や救命救急処置を行う傍ら、血液検査も行います。血糖値やコレステロール値、肝機能や腎機能を調べます。また、血栓溶解療法が検討されている患者さんの場合、血小板の数が少なすぎないか、血糖値が高すぎないかなど、禁忌(きんき)事項に該当していないかどうかを調べるためにも血液検査は重要です。

そのほか、心電図検査と胸のエックス線検査なども、救急外来や、入院してすぐの段階で行われます。これらは、心原性脳塞栓症(そくせん)の鑑別に必要な検査です(P52)。

CT検査ののちMRI検査を行うケースが多い

患者さんの容態が安定したらすぐに検査に移り、鑑別を行います。主に、脳や首、心臓の画像所見をチェックしていきます。

脳梗塞が疑われる場合に、ほぼ必ず行われるのが、CT検査とMRI検査です。 いずれも脳梗塞かどうかを確定するために行います。

CT検査では、発症直後の脳梗塞はすぐには写らないものの、脳出血はわかります。そこで、まずCTを行い、病変がない＝脳出血ではないことを確かめたうえで、MRI検査に移るというのが一般的な流れです。* また、通常のMRI検査だと脳梗塞はとらえにくいのですが、**拡散強調画像（DWI）**

*MRI検査でも脳出血の鑑別は可能であり、医療機関によってはいち早く治療を開始するため、CT検査を行わずにMRI検査を行うところもある（MRIファースト）。

通常行われることの多い検査

CT検査

脳出血ではないことを確認するために行う

エックス線で頭部を撮影してコンピュータで情報を処理し、脳の断面画像を映し出す検査。脳出血など、出血性の脳卒中の場合、病巣が白く写る。それがみられなければ脳梗塞の疑いがある、というふうに、除外診断を行う。

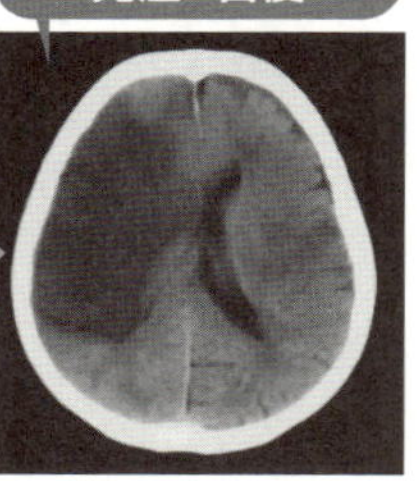

心原性脳塞栓症のCT画像。脳梗塞の病巣は黒く写るが、はっきりするまでには数時間以上かかる。逆に、脳出血やくも膜下出血の場合は、すぐに白く写る。

MRI検査

電磁波を使って梗塞巣を探す

エックス線の代わりに電磁波を使って、脳の断面画像を映し出す検査。梗塞巣はCT検査とは異なり、白く写る。拡散強調画像（DWI）といって、脳組織の中の水分子の動きを画像化する方法で撮ると、発症してすぐの脳梗塞も見つけられる。

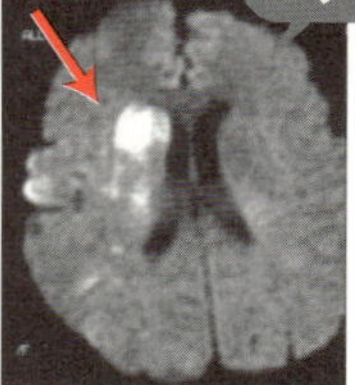

アテローム血栓性脳梗塞

発症3日目の拡散強調画像。比較的大きな梗塞が認められる。

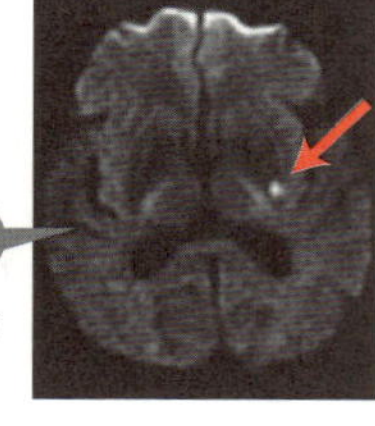

ラクナ梗塞

発症翌日の拡散強調画像。小さな白い点で梗塞が起きている。

という撮り方で撮影すると、発症直後の脳梗塞も画像で確認することができます。

血管のどこが詰まっているのかを調べる

脳梗塞は血管が詰まる病気であることから、**どこの血管が詰まっているのか、特に太い血管が詰まっていないかどうか**を調べることが重要です。そこで行われるのが、CTA検査やMRA検査、頸動脈超音波検査です。

CTAやMRAは、主に頭蓋内の血管をみるために行います。一方、頸動脈の病変をみるには、頸動脈超音波検査が便利です。一般的には、CTAやMRAで脳の血管をみながら、超音波検査で首をみるということが多いようです。

CTA検査　MRA検査

頭蓋内の血管の病変を見る

CTやMRIを使って、主に頭蓋内（脳の中）の血管を画像化する検査。首の血管を撮影することも可能。CTAでは造影剤を静脈内に注射する必要がある。MRAは造影剤を使わずにできる。

中大脳動脈が詰まりかけている

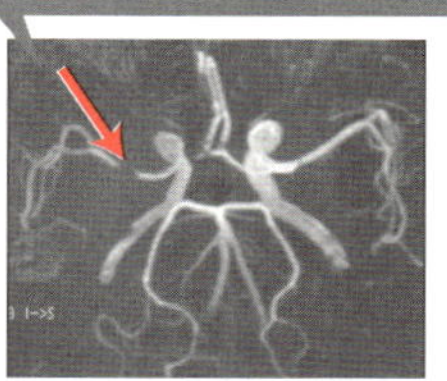

MRAで撮影した中大脳動脈の画像。矢印の先の部分の血管が写っておらず、詰まりかかっていることがわかる。

頸動脈にアテロームがある

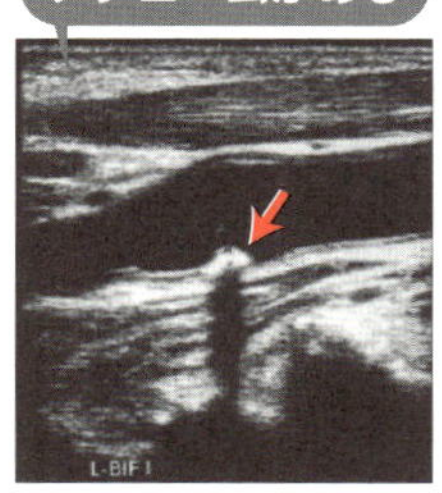

血管壁が厚くなっている

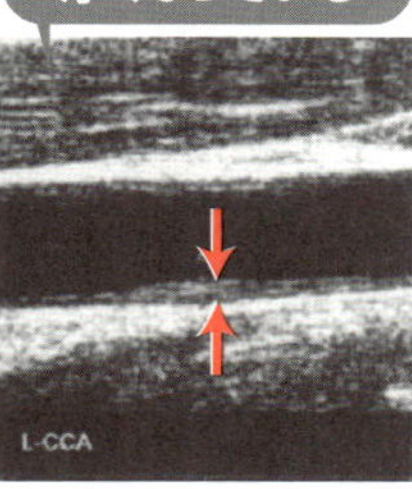

左の画像は、矢印の先の盛り上がった部分にアテロームができている。右の画像は、矢印で挟まれた部分に動脈硬化が見られ、血管壁が厚くなっている。

頸動脈超音波検査（頸動脈エコー検査）

首に超音波を当てて動脈硬化を探す

頸動脈に超音波を当て、その反射を映像化することで血管の病変を探る。血管の狭窄（きょうさく）や、動脈硬化によって血管壁に起こっている変化を見つける。

心原性脳塞栓症が疑われる場合は、心臓の異常を調べる

下図は、心臓にできた血栓が流れてきて詰まる、心原性脳塞栓症が疑われた場合に必須の検査です。**血栓をつくる原因として最も多い心房細動は、心電図検査で見つけることができます。**基本的にはベッドで安静に寝た状態で測定しますが、心房細動が発作性（P141）だとなかなか脈拍の乱れが現れません。心電図モニターで観察を続けるか、携帯型のホルター心電図を使って24時間測定します。

状況しだいで実施される限定的な検査もある

そのほか、血流の状態や、流れる速度を調べる検査、造影剤を使

心臓の病変を見つける検査

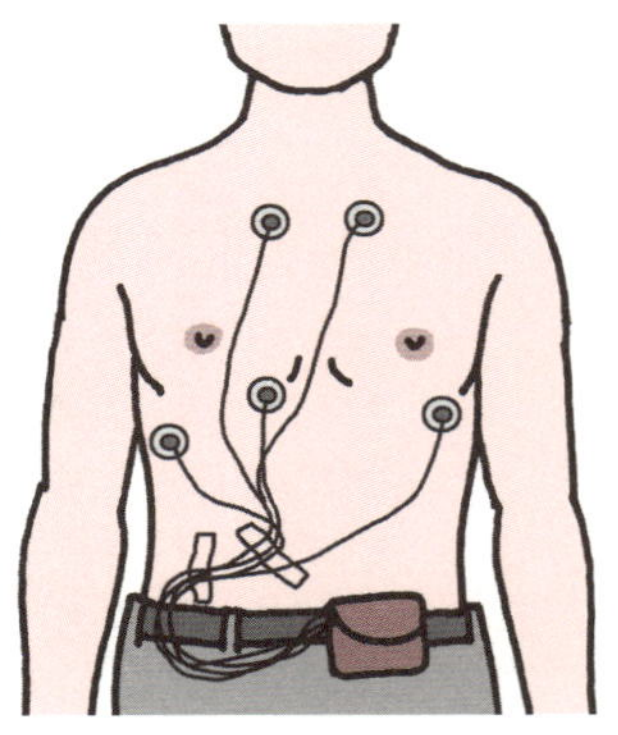

ベッドで横になって測定する十二誘導心電図と、ふだんどおりの生活をしながら測定する、携帯型のホルター心電図（右図）がある。

心電図検査

不整脈の有無をチェックする

心臓は、心臓自体が一定のリズムでつくり出す電気信号が心筋に伝わり、収縮することで拍動している。体に電極をつけてこの心拍を読み取り、心房細動などの不整脈が出ていないかを探る。

胸部エックス線検査（胸部レントゲン）

心肥大や大動脈解離などがないか調べる

胸部にエックス線を照射し、レントゲン写真を撮る。主に心肥大などの心疾患がないか、また、大動脈解離が起きていないかなどを見る（P58）。

心臓超音波検査（心エコー検査）

心臓の大きさや動きを調べる

超音波を胸の上から当てて心臓を映像化し、大きさ、壁の厚さ、動き、血流の速度や方向などを見る。心肥大や心筋梗塞、心臓弁膜症などの有無を探る。

って血管内腔の状態を調べる検査などが行われることもありますが、限定的です。

また、いずれの検査も、**どの検査をどのような頻度で、どういう順番で行うかは、医療機関や医師の方針によって異なります。**

先生、教えて!

搬送される病院はどうやって決まるの?

脳梗塞の治療、特に超急性期の治療(P56〜61)は専門性が高く、どの病院でも行えるわけではありません。そのため、脳梗塞が疑われる患者さんの搬送については、地域でネットワークができており、駆け付けた救急隊がネットワーク内の最寄りの専門病院に搬送します。

そのほか、必要に応じて行われる検査

経頭蓋ドップラー検査

頭蓋内の血管の状態や血流の速度を調べる

頭蓋骨を通過しやすい超音波を側頭部(こめかみ)に当て、中大脳動脈という太い血管の状態や血流の速度を調べる。脳血管に狭窄や閉塞がないか、小さな血栓(微小栓子(せんし))が流れていないかを探る。

血管造影検査

造影剤を使って、血管の内腔を正確に調べる

局所麻酔をし、太もものつけ根の大動脈からカテーテルという管を入れ、造影剤を注入して血管内腔の状態を調べる。こまかい部分まで調べられるが患者さんの負担が大きく、行うケースは限定される。

SPECT(シングルフォトンエミッションCT)

脳の血流を調べる

アイソトープという検査薬(放射性医薬品)を体内に少量注入し、薬剤の流れをとらえて脳の血流の状態を画像化する。脳の血流が低下している部分がないかどうかを探る。

! PETは、脳梗塞の検査で行うことは稀

SPECTに近い検査にPET(ポジトロン断層撮影)がある。脳の血流と糖代謝の両方をみることが可能。脳梗塞の検査で行われるケースは少なく、認知症の検査でよく用いられる。

脳梗塞の急性期の治療は、時間との勝負

一刻も早く血流を再開させることが第一

検査の結果、脳梗塞だと診断されたら、すぐに治療を始めます。発症直後から行われるこの急性期の処置が、脳梗塞の治療においては非常に重要です。

脳梗塞が起こり、脳の血流が途絶えると、詰まったところの脳組織は壊死します。しかし、壊死がさらにその周辺に広がるまでには、少しだけですが時間があります。急性期、特に**発症後6～8時間の超急性期の治療は、この生き残っている領域（ペナンブラ）を救える大きなチャンス**なのです。

血流が途絶えている時間が長いとペナンブラも壊死に至り、さらにその先までダメージは広がります。すると、最悪の場合、命に関わります。たとえ一命を取り留めたとしても、壊死した範囲が広いほど後遺症が強く残ることに。急性期の治療が時間との勝負だといわれるのは、このためです。

一刻も早く治療に取りかかり、血流を再開させ、脳へのダメージを最小限に食い止めること。そして、後遺症をできるだけ軽症に抑えることが、急性期治療の最大の目標なのです。

血栓を取り除く治療法は大きく分けて2つある

急性期治療のカギともいえる、詰まった血栓を取り除く治療法は、主に発症から6～8時間の超急性期に行われます。それには、血栓を溶かす**「血栓溶解療法」**と、血栓を引き抜く**「血栓回収療法」**の2つがあります。後者は、場合によっては発症から24時間以内まで行われることがあります（P59）。

一般的にはまず血栓溶解療法が検討され、それができない場合や、行っても効果がみられない場合に、血栓回収療法が検討されます。

死にかけている脳組織を救い、守る

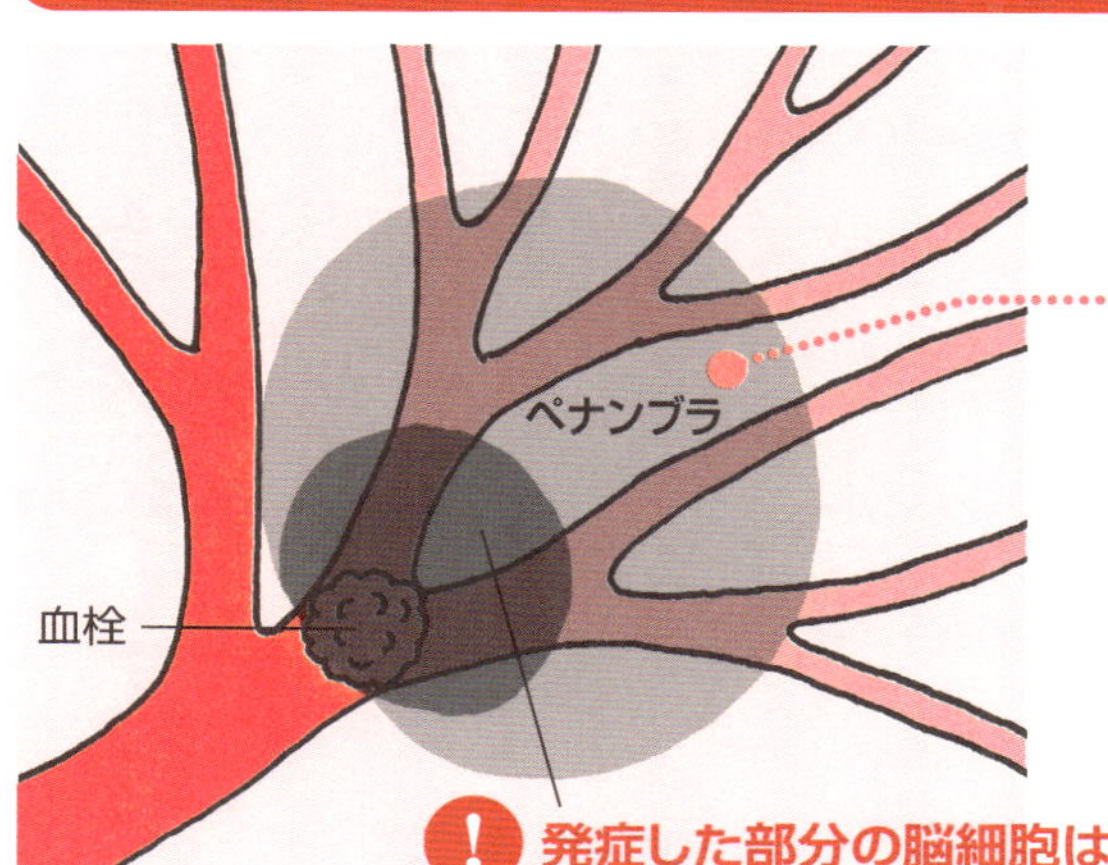

発症した部分の脳細胞は壊死する

発症直後、梗塞巣の周りの神経細胞はまだ生きている

梗塞が起きた部分（梗塞巣）の神経細胞は壊死するが、周辺の神経細胞は、機能こそ停止しているものの、周りの血管からの血流を得てかろうじて生きている。この領域をペナンブラという。

急性期

症状を重くしない＆再発を防ぐ治療を行う

超急性期の血栓除去を目的とした治療に続き、症状をそれ以上重くしないため、そして再発を防ぐための治療を開始する。血栓をできにくくする、脳のむくみを抑えるなどして脳を守る。

超急性期

血流を再開させ、ペナンブラを救う

ペナンブラは、早く血流を再開させるほど回復する可能性が高まる。脳梗塞発症から6〜8時間以内の超急性期は特に、この血栓をいち早く取り除くための治療が行われる。

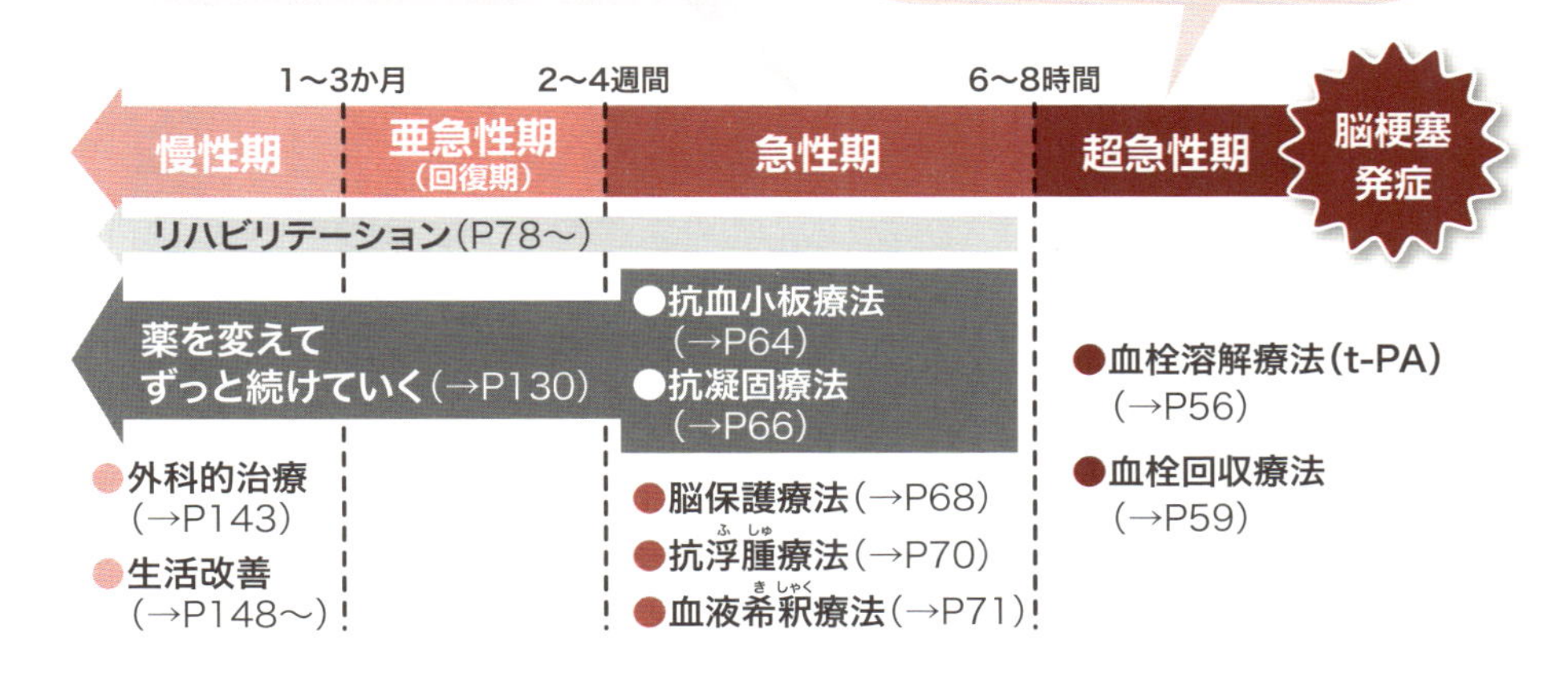

血栓溶解療法

発症してすぐなら血栓を溶かす治療を行う

t－PAという薬で血栓を溶かす

血栓溶解療法は、日本においては2005年から行われるようになった治療法です。血液中には、もともといらない血栓を溶かす酵素が存在します。その働きを活性化する**t－PA（アルテプラーゼ）**という薬を静脈から点滴投与し、脳に詰まった血栓を溶かして、梗塞が広がるのを防ぎます。

t－PAは、うまく作用すれば非常に高い効果が期待できる薬です。**なかには、点滴中に血栓が溶けて血流が再開し、劇的に回復する患者さんもいます。**治療開始が早いほど効果は高く、30～40％が、後遺症が残らないレベルにまで回復するという報告もあります（左ページグラフ）。

治療開始のリミットは発症から4時間半以内

ただし、t－PAを使うには時間の制限があります。**対象となるのは、発症から4時間半以内の脳梗塞**です。それを過ぎてから治療を開始しても、神経細胞の壊死（えし）が拡大して血管がもろくなっていることにより、今度は出血性脳梗塞を起こす危険が高まってしまうからです（左ページ図）。

また、この4時間半は発症から治療を開始するまでの時間であり、救急搬送や、原因を調べる検査の時間もすべて含みます。検査には通常1時間程度かかるため、病院に到着したときの時間によっては、この治療法を受けることができません。遅くとも、発症から3時間半以内には、病院に着いている必要があります。

また、t－PAを投与してから24～36時間以内は、出血の可能性が高いとされています。安静を保ち、血圧のコントロールを含めて慎重に管理していきます。

血栓が詰まっている部分へt-PAを流す

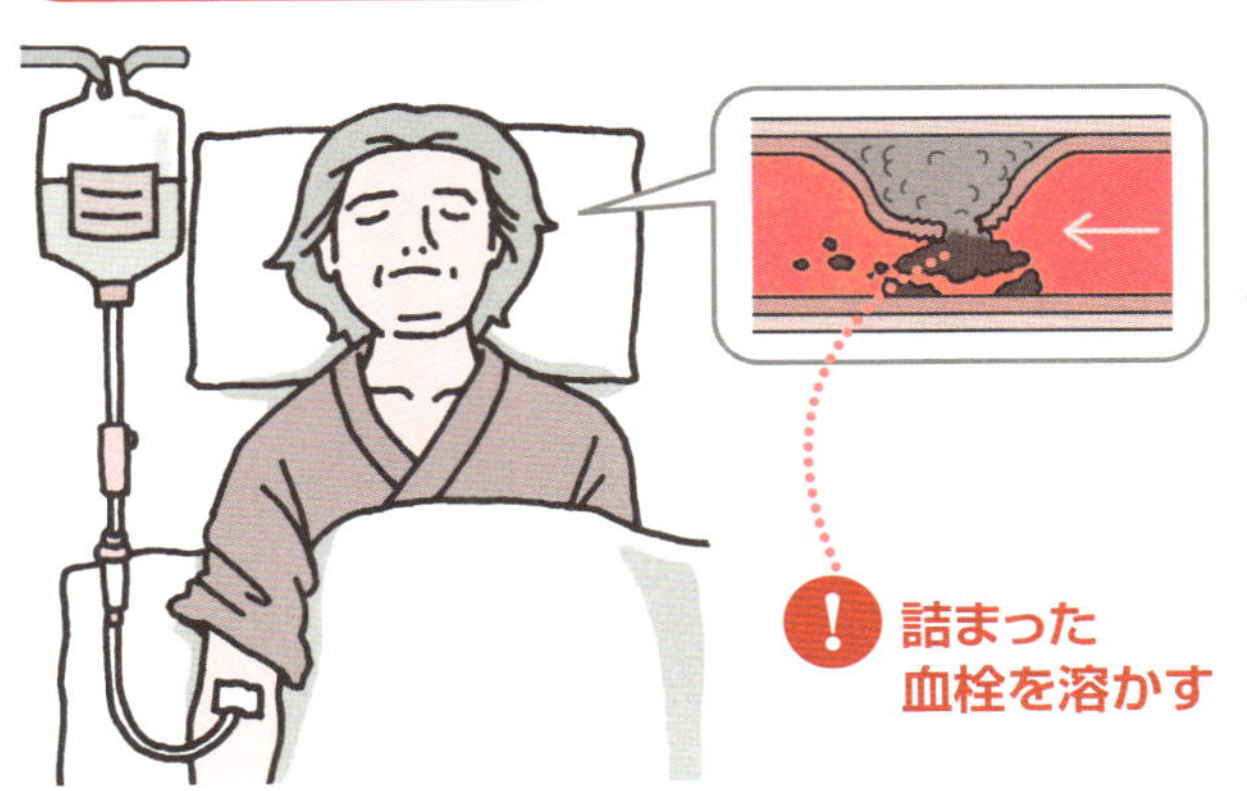

静脈から1時間ほどかけてt-PAを点滴する

静脈は血流がゆっくりであること、かつ、もともと詰まっている血管に投与するということもあり、薬剤が血栓にたどり着くまでに時間がかかる。

詰まった血栓を溶かす

点滴後しばらくしてから血栓が溶け、血流が再開する

効果が不十分

直ちに血栓回収療法を引き続き行う（P59）

t-PAによる治療効果

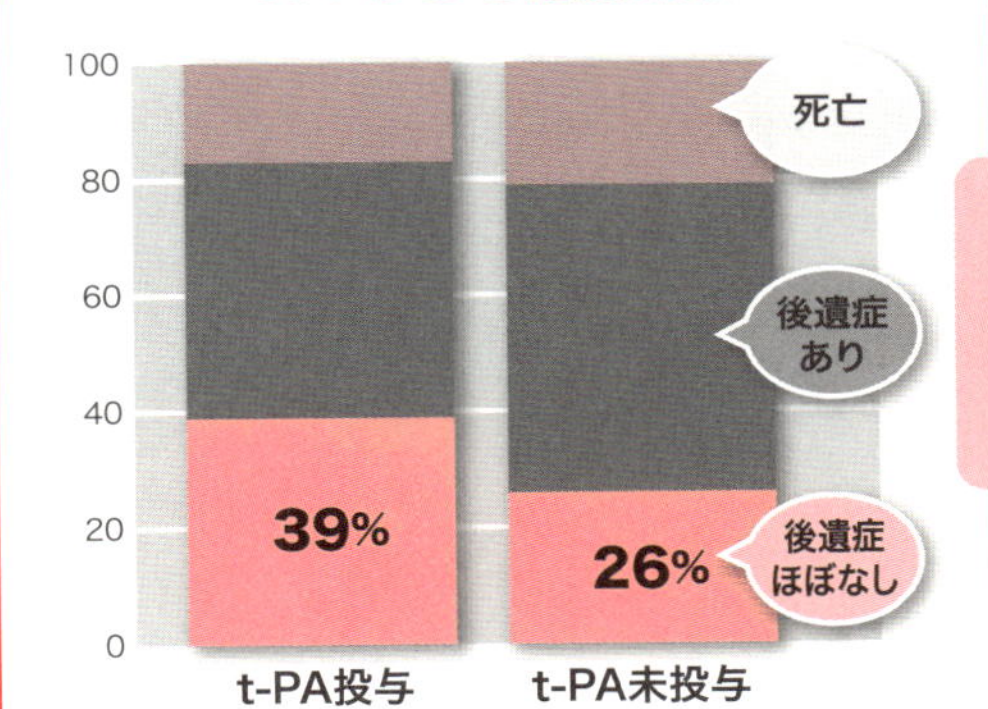

3時間以内にt-PAを投与した群は、未投与群と比べて、後遺症がほぼない人が26%から39%に増えている。

N Engl J Med 1995;333:1581-1588

発症から4時間半以上経過していると行えない

時間の経過とともに壊死は広がり、梗塞巣（そう）とその周辺の血管はもろくなる。4時間半以上経ってからt-PAを使うと、血栓が溶けて血流が再開した際、もろくなった血管が血圧に耐えきれずに破れる危険がある（出血性脳梗塞）。

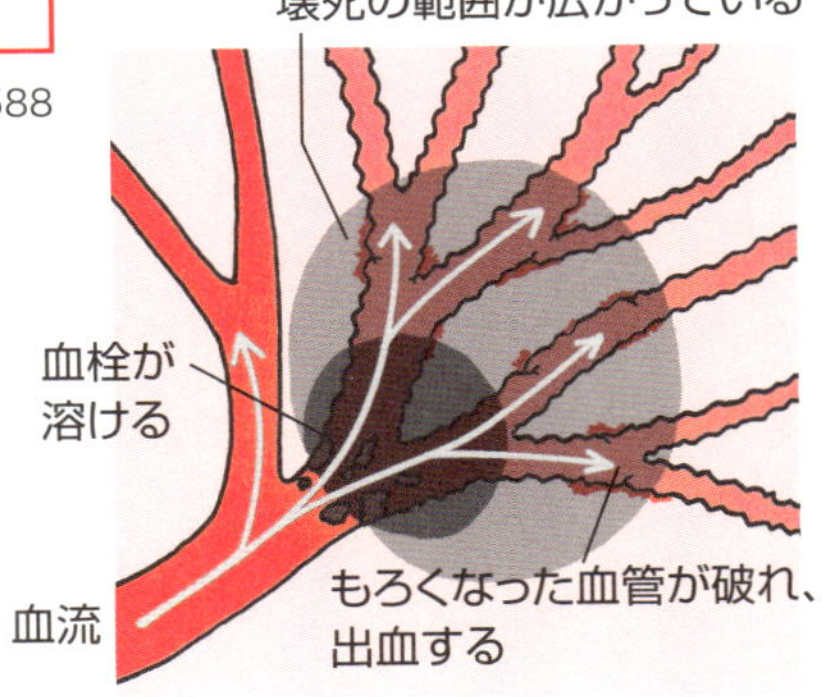

患者さんによってはt-PAを受けられないことも

時間制限のほかにも、t-PAによる治療を受けるにはいくつかの条件があります。**t-PAの副作用として最も注意が必要なのが、出血です。** t-PAを使うと血液が固まりにくくなるため、脳出血の既往がある人や、脳梗塞の範囲が広いなどで脳出血の可能性が高い人は、原則として受けることができません。頭蓋内で出血すると、命に関わるためです。

血液検査の結果、血小板が少なすぎたり、血糖値が高すぎる人、重い肝障害がある人なども対象外になります。また、大動脈解離（下図）による脳梗塞の場合も、t-PAを使うと血管の解離がさらに進むため、受けられません。

t-PAを実施するには病院側にも条件がある

血栓溶解療法は専門性が高く、行える病院も限られます。 検査に必要な機器が整備されているのはもちろんのこと、t-PAの治療経験があり、正確に診断できる医師がいることも条件になります。

このような理由から、実際にt-PAを受けられるケースはあまり多くなく、患者さん全体の4～5%といわれています。

大動脈解離が起こる仕組み

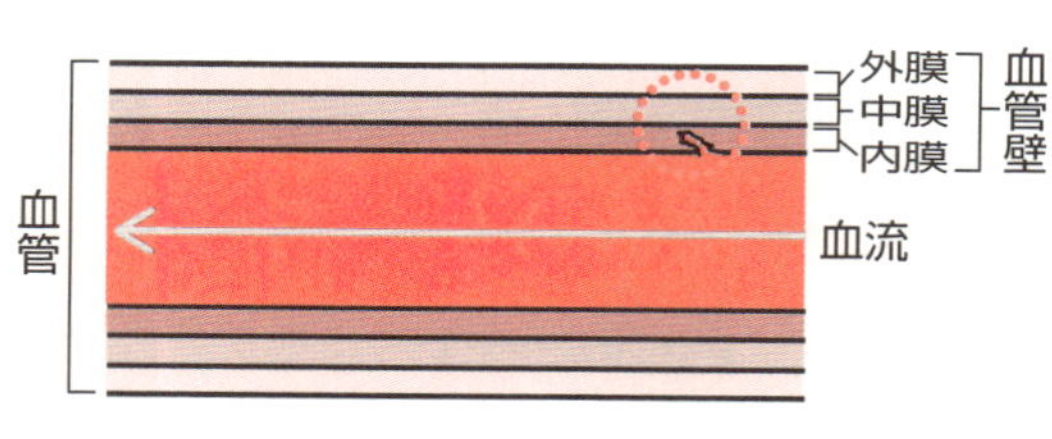

大動脈の血管壁は、内膜、中膜、外膜の3層構造。内膜に何らかの要因で亀裂が生じることがある。

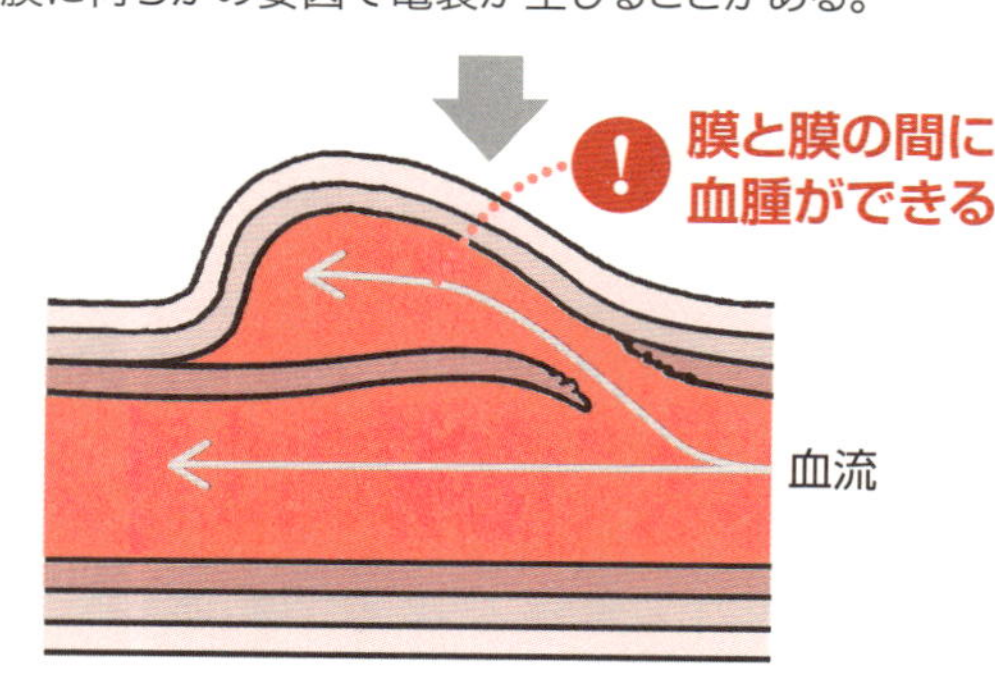

亀裂から血流が流れ込み、血管壁が裂ける（解離する）。解離が頸動脈にまで進んでそこが詰まったり、解離の表面にできた血栓が流れて脳の血管で詰まったりすると、脳梗塞の原因になる。

血栓回収療法 カテーテルを使い、詰まった血栓を取り除く

血管内治療が主流となってきている

脳梗塞発症から4時間半を過ぎてしまい、血栓溶解療法（P56）ができない場合や、できても効果が不十分な場合は、すぐに次の治療法に切り替えます。ここで検討されるのが、**血栓回収療法**です。

脳梗塞に対する血栓回収療法は、日本では2010年に導入され、有効な治療法として注目されてきました。カテーテルを使って特殊な装置を脳の血管へ送り込むという血管内治療で、**血栓を吸引したり、引き抜いたりして血流を再開させます。** その効果は高く、重度の脳梗塞でもよくなることがあります。近年、脳梗塞治療において主流となってきています。

開始リミットは、原則として発症から8時間以内

血栓回収療法を行えるのは、**発症から8時間以内の脳梗塞**です。しかし最近は、検査でペナンブラの存在が疑われるときは、**発症から24時間までこの治療法が有効**であることがわかってきました。

先に血栓溶解療法をしていた場合、その病院でできるなら引き続いて行い、難しければ、血栓回収療法に習熟した専門医がいる病院へ、患者さんを二次転送します。

“ドリップ＆シップ”という連携システムが注目されている

血栓溶解療法は効果が出るまで時間がかかるうえ、結果的に血栓回収療法が必要となって別の病院へ転送する場合、その間にも脳梗塞が進むリスクがあります。そこで近年は“ドリップ＆シップ”といい、t-PAを点滴しながら（ドリップ）、血栓回収療法ができる病院へ転送する（シップ）連携システムが注目されています。

血栓を回収する装置にはさまざまなタイプがある

吸引するタイプ

ペナンブラシステム

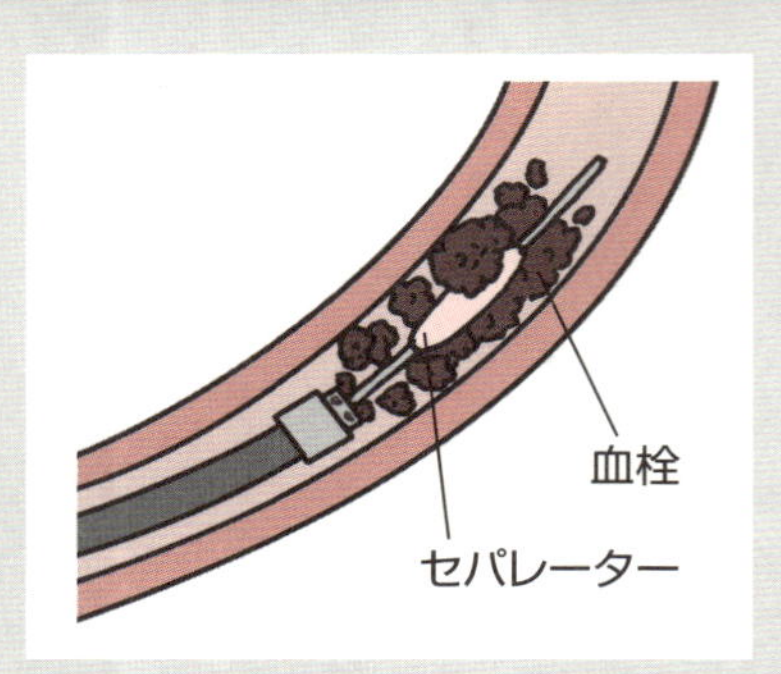

**血栓を砕いて
カテーテルで吸引する**

吸引ポンプにつないだカテーテルに専用のワイヤー(セパレーター)を通し、先端を血栓に挿入。ワイヤーを前後に動かして血栓を砕き、ポンプで吸い取る。

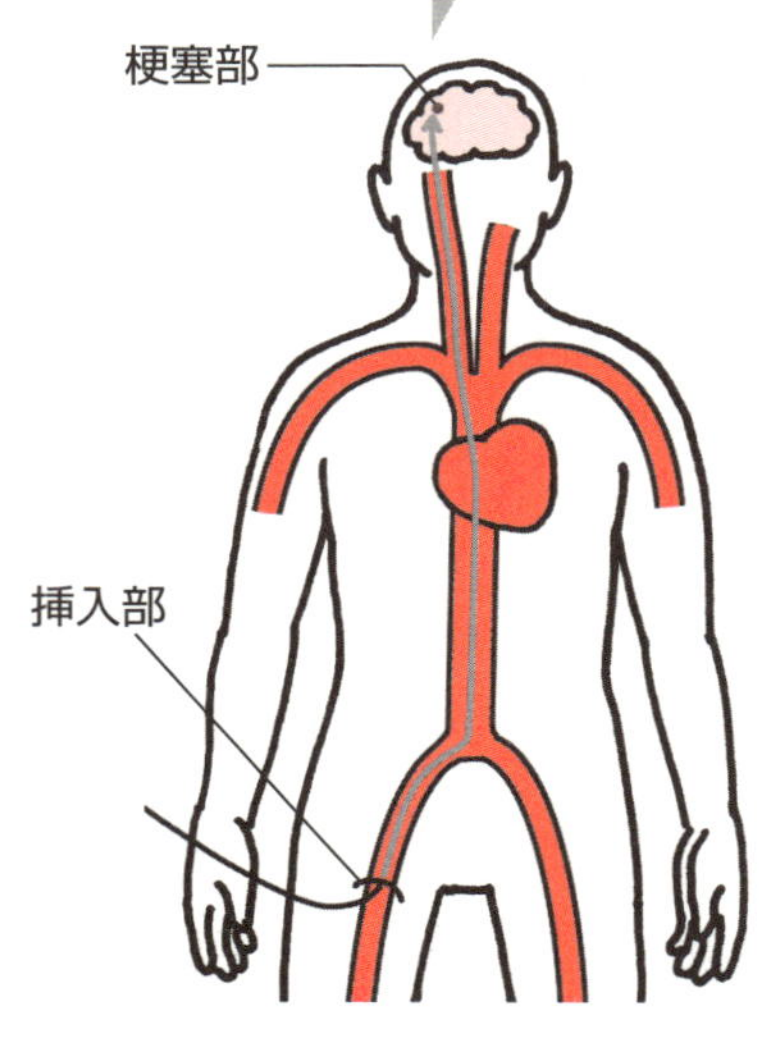

太もものつけ根にある太い血管(大腿静脈)からカテーテルを挿入し、梗塞を起こしている脳の血管へと送り込む。

血栓を吸い取るか、絡め取る

血栓を回収する装置(デバイス)には、上図のタイプがあります。**主流はステントリトリーバーとペナンブラシステム**ですが、どれを用いるかは病院の方針によって異なります。基本的には、どれも同じくらい高い効果が期待できます。

ただし、血管内にカテーテルを入れて血栓を絡め取る際に、血管を傷つけたり、血栓を奥に押し込んでしまう危険もあります。また、**血栓溶解療法と同じく専門性が高い治療法のため、実施できる医療機関は限られます。**

血栓回収療法を受けられない場合は、従来の治療法、主に、症状をそれ以上悪化させず、再発を防

絡め取るタイプ

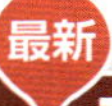

ステントリトリーバー

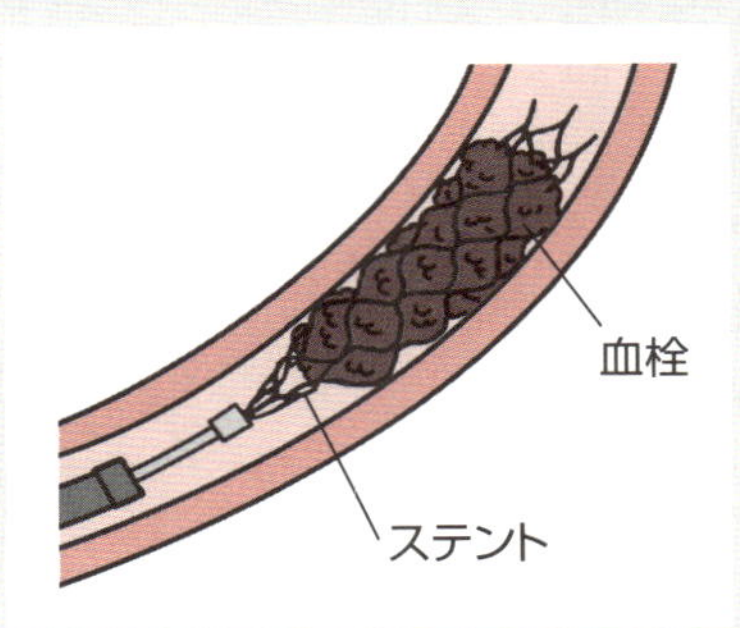

網目状の筒に絡めて取り除く

最新型の装置で、世界的にも最もよく使われている。「ステント」という、金属でできた網目状の筒を血栓に絡ませ、カテーテル内に回収する。

メルシーリトリーバー

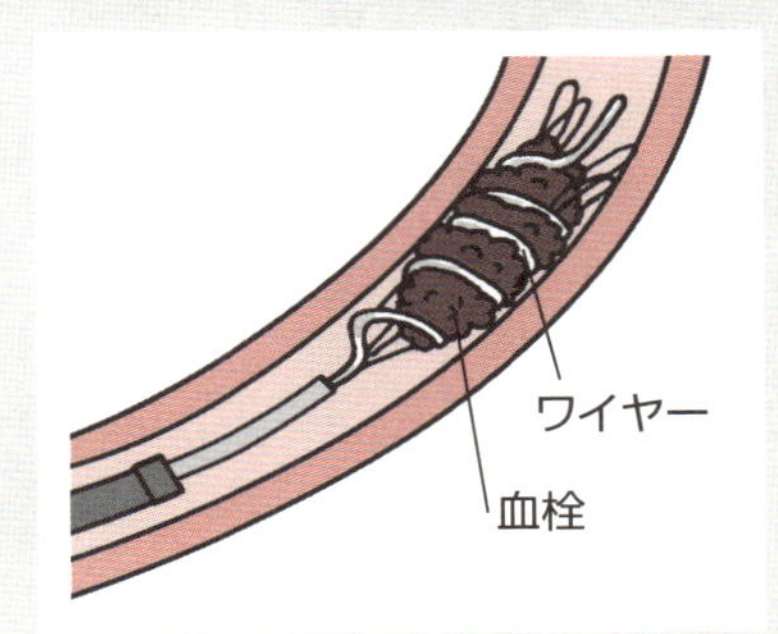

らせん状のワイヤーで絡め取る

3タイプ中、最初に実用化された装置。先端がらせん状になった柔らかいワイヤーを使い、コルクを抜く要領で血栓を絡め取り、カテーテル内に回収する。

ぐための、薬物療法に切り替えることになります（Ｐ62）。

先生、教えて！

t-PAや血管内治療を行える施設は増えてきているの？

専門医の育成に取り組んでいる施設は多いようですが、需要に追いついていないのが現状です。また、世界的に見ると、脳梗塞の治療を行う医療施設を、t-PAのみ行う「一次脳卒中センター」と、t-PAと血管内治療、外科的治療まで行える「包括的脳卒中センター」の2段階に分け、医療の効率化をはかろうという流れにあります。日本でも今後、専門医を増やすとともに、施設の役割分担も進んでいくことが予想されます。

再発予防は急性期から始まる！

脳梗塞は再発しやすい病気

血栓溶解療法や血栓回収療法で無事に血流が再開したとしても、油断はできません。脳梗塞は非常に再発しやすい病気だからです。**治療から1年以内に約10％の人が、さらに5年以内では約30％の人が再発する**といわれています。

そして問題は、**再発はすぐにでも起こりうる**ということです。アテローム血栓性脳梗塞や心原性脳塞栓症（そくせん）は再発率が高く、前者は発症後1〜2週間以内に再発することが多いといえます。つまり、本格的なリハビリに入る前の、急性期の治療中にも起こるのです。

再発したときのほうが、予後が悪くなりやすい

脳梗塞は、再発すると初発のときよりも症状が強く出たり、予後が悪くなりやすいことがわかっています。これは、梗塞の部位が広がって脳のダメージが拡大した場合や、初発のときとは別の部位、特に反対側の脳に梗塞が起きた場合などにみられます。嚥下（えんげ）障害や構音（こうおん）障害などは、両側に脳梗塞が起こると重症化しやすいようです。

脳は、どこかが障害されると、その働きを補おうと別の部分（多くは反対側）が働くのですが、両側性の脳梗塞となると、それがうまくできずに症状が悪化するからとも考えられています。

急性期から強力に再発を予防していく

こうしたことをふまえ、脳梗塞の再発予防は急性期からしっかりと進めていきます。**主に薬物療法が中心**となり、血栓をできにくくする抗血小板療法や抗凝固療法、細胞の壊死（えし）を防ぐ脳保護療法や、脳のむくみを抑える抗浮腫（ふしゅ）療法で、症状の悪化と再発を防ぎます。

脳梗塞のタイプにより、再発のタイミングは異なる

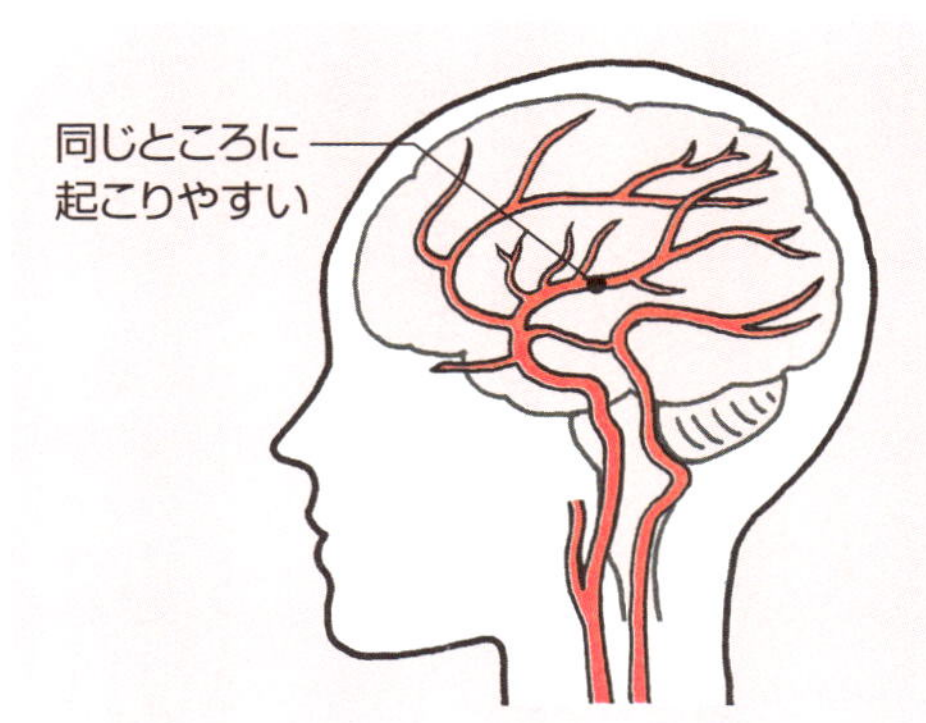

アテローム血栓性脳梗塞

**発症後1～2週間以内に
再発することが多い**

急性期の再発率が高く、1～2週間以内に再発することが多い。初発でアテロームが破れた箇所が不安定になり、再び血栓ができて詰まるケースがよくみられる。

慢性期	亜急性期（回復期）	急性期	超急性期	発症
1～3か月	2～4週間	6～8時間		

ラクナ梗塞

**数年経ってから
再発することがある**

ラクナ梗塞では、脳に張り巡らされた細い血管（穿通枝(せんつうし)）が詰まる。このとき、梗塞が起こったのとは別の血管でも動脈硬化が進んでいることが多く、この梗塞予備群が1～2年後、5年後、10年後に詰まる。

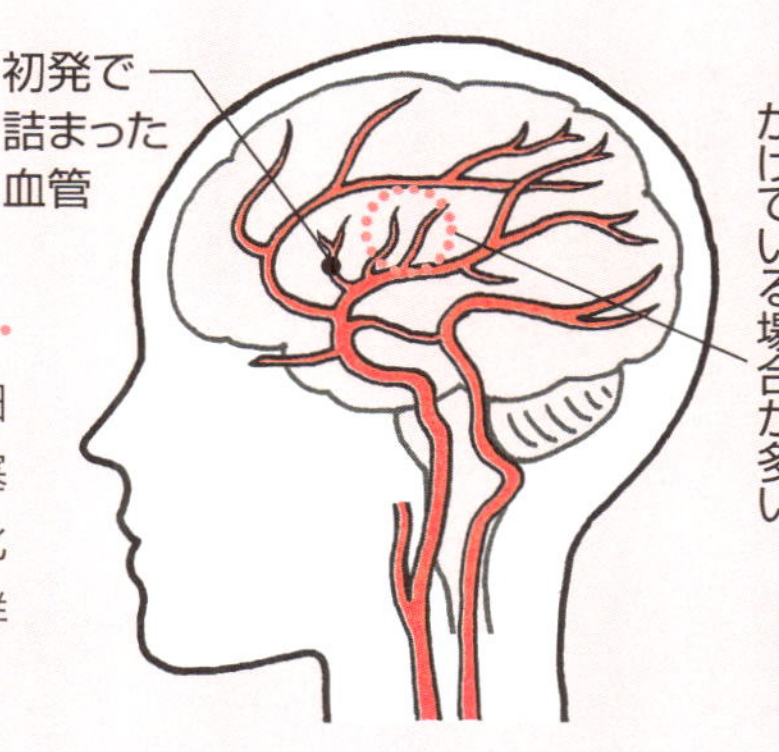

初発で
詰まった
血管
ほかの細い血管もふさがりかけている場合が多い

**再発するたび、
段階的に悪くなる**

小さい脳梗塞でも、複数の箇所で起きたり、脳の両側に起きたりすると、後遺症が強く残りやすい。脳出血を起こすこともある（P19）。

心原性脳塞栓症

不整脈がある限り、常に再発のリスクがある

比較的、急性期の再発率が高いが、心房細動などの不整脈がある限り、時期を問わず再発しやすい。

急性期の再発予防❶ 抗血小板療法

新たな血栓ができないよう血小板の働きを抑える

抗血小板療法は、血栓溶解療法と同じ抗血栓療法の一つです。血栓溶解療法が、すでにできた血栓を溶かすことを目的とするのに対し、抗血小板療法は、**新たな血栓ができたりそれ以上大きくなったりして、脳梗塞が悪化・再発するのを防ぐため**に用いられます。

血小板とは、主に出血を止め、傷を修復するために働く血液成分です。左ページ図のように粥状動脈硬化が進行すると、不安定になったアテロームが破れます。すると、アテロームの内容物と、血管を流れる血液が接触。接触部分には血小板が粘着し、さらには血小板どうしがくっつきあい（凝集）、血栓が形成されるのです。

抗血小板療法では、薬を使って血小板が固まる働きを抑えます。

動脈硬化が原因の場合に検討される

抗血小板療法が検討されるのは、動脈硬化が原因となるアテローム血栓性脳梗塞や、ラクナ梗塞です。特に、**アテロームが破れたところには血栓ができやすい**ため（P63）、抗血小板薬でそれを防ぎます。

治療薬には点滴とのみ薬があります。かつては最初に点滴を用い、急性期を過ぎたころからのみ薬に移行するという流れが一般的でしたが、最近は、**内服可能なら、発症後すぐにのみ薬を開始する**傾向になってきました。これは、早期離床を促すためにも重要です。ベッド上での安静が必要となる点滴は最小限に留めたほうが、廃用症候群（P78）の予防になります。ただし、治療方針は施設によるところが大きいようです。

いずれの薬も、**出血しやすくなるという副作用を伴う**ため、慎重に投与されます。

血小板の凝集作用を抑制する

脳梗塞発症 ← **血管壁にできたアテロームが破れる**

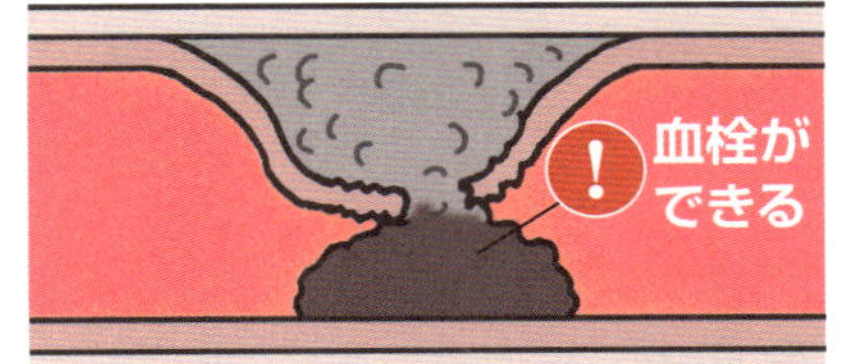

集まった血小板が固まって血栓となり、血管に詰まる。または、血栓が血管からはがれて血流にのり、遠方の動脈に流れていって、詰まらせる。

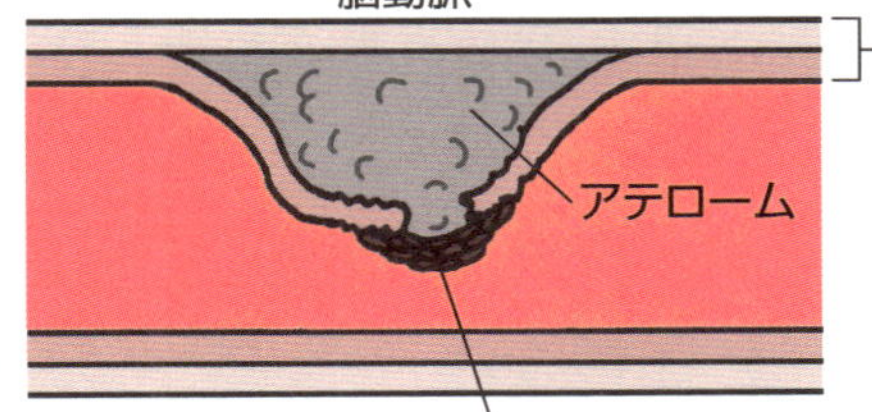

血小板が集まる

脳動脈の動脈硬化が進み、血管壁にできたアテロームが破れると、そこを補修するために血液成分の血小板が集まる。

血小板の働きを抑える薬を使い、血栓ができるのを防ぐ

点滴やのみ薬を使って、血小板どうしが接着する（凝集）のを防ぎ、血栓を予防する。

主に用いられる薬

薬品名	主な作用	副作用・注意点
点滴 オザグレルナトリウム	血小板の凝集や血管壁の収縮を引き起こす、トロンボキサンA_2の合成を阻害する。運動障害の改善作用もある。発症後5日以内のアテローム血栓性脳梗塞、ラクナ梗塞に用いられる。	発疹、ぜんそく発作、血圧下降など。胃・十二指腸潰瘍などのような消化管出血の可能性がある場合は、慎重に投与される。
のみ薬 アスピリン	血小板のシクロオキシゲナーゼという酵素の働きを阻害し、トロンボキサンA_2をつくらせないようにして血小板の凝集を抑える。発症後48時間以内の脳梗塞に用いられる。	胃痛などの消化器症状、ぜんそく発作など。消化管出血やぜんそくなどの既往がある人への投与には、注意が必要。

アスピリン以外ののみ薬も急性期から検討される

ラクナ梗塞の患者さんは、アスピリンをのむと脳出血のリスクが高くなる。慢性期以降の治療に用いるシロスタゾールやクロピドグレルなど、アスピリンより脳出血のリスクが低いのみ薬を急性期から使用する場合もある（P131）。

急性期の再発予防❷

抗凝固療法

薬を使って、血液が固まるのを防ぐ

脳梗塞によって血管が詰まり、血流が停滞すると、さらに血栓ができやすくなります。

これには**「フィブリン」**というたんぱく質の一種が関係しています。血流の停滞によって生成されたフィブリンが、赤血球や白血球を取り込んで血栓をつくるのです。こうしてできる血栓を、フィブリン血栓といいます。

抗凝固療法は、**フィブリン血栓の生成を抑える治療法**です。血栓溶解療法や抗血小板療法と並ぶ、抗血栓療法の一つです。

大きな血栓や心臓の血栓が原因の場合に検討する

フィブリン血栓は、血小板が凝集してできる血小板血栓とは性質がやや異なり、**サイズが大きく、太い血管に詰まりやすい**という特徴があります。そのため、大きな脳梗塞を生じやすいといえます。

特に**心原性脳塞栓（そくせん）症**では、心房細動などの不整脈によって血流が停滞し、心臓にフィブリン血栓ができることが原因となるため、抗凝固療法が第一選択となります。

抗凝固療法では、ヘパリンナトリウム、またはアルガトロバンという薬を、**静脈から点滴で投与**します。主に、前者は心原性脳塞栓症の再発予防のために、後者は、アテローム血栓性脳梗塞の進行を防ぐ目的で使われます。ただし近年は、抗血小板薬と同様に、点滴ではなくのみ薬（P132）で、急性期から対応していくというケースも増えてきています。

ただし、**血液が固まりにくくなるということは、出血しやすくなるというリスクと背中合わせ**です。胃潰瘍や十二指腸潰瘍などの出血性の病気がある患者さんの場合、慎重に用いられます。

血液の凝固因子や、フィブリンに働きかける

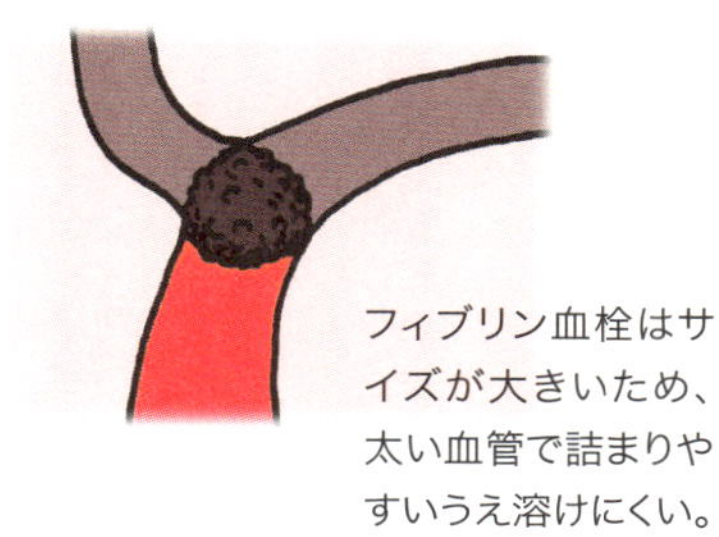

フィブリン血栓はサイズが大きいため、太い血管で詰まりやすいうえ溶けにくい。

血流が停滞する

血液の凝固因子が働き、フィブリンが生成される

血流が停滞しているところでは、フィブリノーゲンなど凝固因子の働きが活性化する。フィブリノーゲンがフィブリンというたんぱく質に変わり、赤血球や白血球を取り込んで成長する。

血栓ができる

心臓内でできると**心原性脳塞栓症**

脳の太い動脈でできると**アテローム血栓性脳梗塞**

血液が固まりにくくなる薬を使い、血栓ができるのを防ぐ

抗凝固療法で用いられる薬には、血液の凝固因子に働きかけるものと、血液を固めるフィブリンに働きかけるものがある。脳梗塞のタイプなどに合わせて使い分けられる。

主に用いられる薬

薬品名	主な作用	副作用・注意点
点滴 ヘパリンナトリウム	血液凝固を抑えるアンチトロンビンと結びついて働きを強め、フィブリン血栓の合成を阻害する。心原性脳塞栓症をはじめ、発症48時間以内の脳梗塞に検討される。	出血の危険性が高く、また、血小板が極端に減る場合がある。慎重に投与する。
点滴 アルガトロバン	フィブリン血栓の合成に関わるトロンビンの働きを阻害する。発症48時間以内で、梗塞巣（そう）が1.5cmを超すようなアテローム血栓性脳梗塞の進行を防ぐために用いられる。	出血性脳梗塞や脳出血、消化管出血などのリスクがあるため、慎重に投与する。

そのほかの薬物療法

症状を重くしないための治療を行う

前述の抗血小板療法や抗凝固療法のほか、それらと併用して行う治療法があります。**「脳保護療法」**と、**「抗浮腫療法」**です。場合によっては、**「血液希釈療法」**という治療法も行います。

脳保護療法や抗浮腫療法は、**すでにできてしまった梗塞を、それ以上悪化させたり、後遺症が重くなったりしないように働きかける**ことが目的です。脳梗塞の直接の原因となる血栓ができないようにする抗血栓療法とは異なります。

また、抗血栓療法は慢性期以降も薬の種類を変えて続けていきますが、**脳保護療法と抗浮腫療法は、急性期のみ限定して行われます。**

脳保護薬で細胞の壊死を防ぐ

脳梗塞発症の直後から、梗塞巣周辺には活性酸素などのフリーラジカルが生じます。活性酸素とは人体が酸素を利用するときに生まれる有害物質で、梗塞巣に生じると、ペナンブラ（P55）を攻撃して、脳の障害を広げます。

脳保護療法は、**エダラボン**という脳保護薬を使って、**梗塞巣周辺の神経細胞をフリーラジカルから守り、それ以上壊死が広がるのを防ぐ**治療法です。これは日本でのみ行われる治療で、脳梗塞のタイプを問わず、比較的軽度の患者さんに使う場合もあれば、梗塞巣の広い重度のケースでも使われます。

エダラボンは、脳梗塞の発症から24時間以内に投与する必要があります。治療効果としては、未投与の場合よりも後遺症が軽く済む例が多く、さらに、治療開始が早いほど高い効果が得られるといわれています。ただし、腎機能が低下している人や高齢者には、慎重に投与する必要があります。

ペナンブラを救う「脳保護療法」

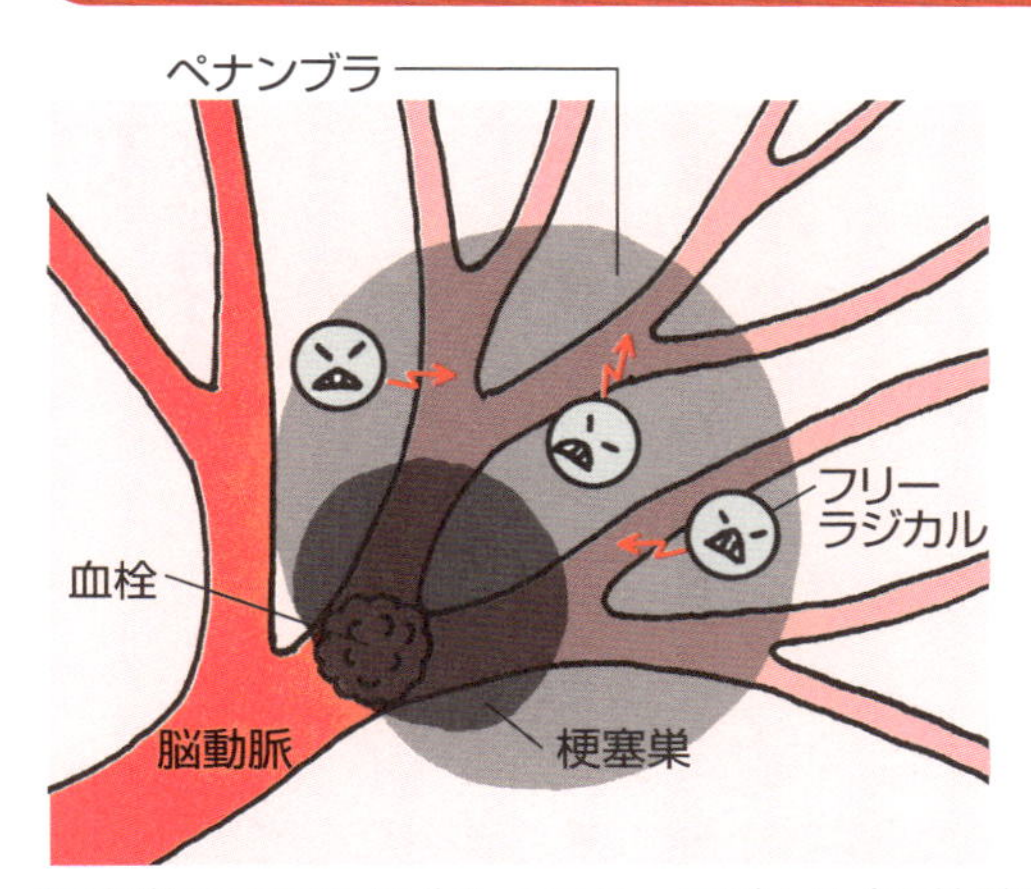

梗塞巣の周囲に発生したフリーラジカル（活性酸素）は、瀕死の状態に陥っている神経細胞（ペナンブラ）を攻撃する。放っておくと神経細胞の壊死が広がる。

脳梗塞が起こるとフリーラジカルが発生する
▼
フリーラジカルがペナンブラを攻撃
▼
神経細胞の壊死が広がる

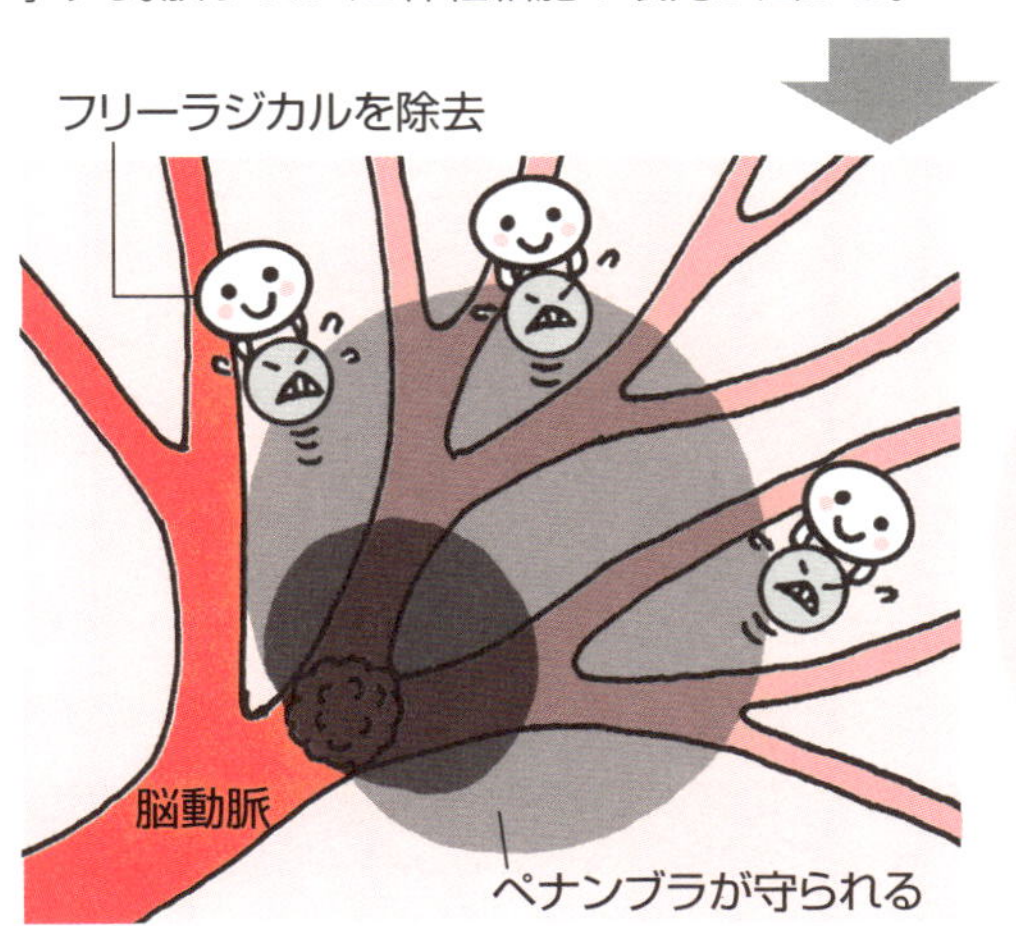

脳保護薬でフリーラジカルを取り除く

抗酸化剤である脳保護薬を使ってフリーラジカルを取り除き、ペナンブラを守る。壊死の範囲を最小限に留める効果が期待できる。

主に用いられる薬

薬品名	主な作用	副作用・注意点
点滴 エダラボン	発症後24時間以内に投与を開始し、フリーラジカルを取り除いて脳を保護する。投与期間は最長2週間まで。どのタイプの脳梗塞にも用いることが可能。	腎機能が低下している人の場合、急性腎不全を起こす危険がある。重い腎臓病がある人には使用できない。

脳の腫れやむくみを改善する

脳梗塞が起こると、梗塞部や周囲の組織がむくんで腫れてきて、頭蓋内を圧迫します（脳浮腫）。特に**心原性脳塞栓症**（そくせん）**や、アテローム血栓性脳梗塞では大きな梗塞ができやすく、むくみもひどくなりがち**です。

脳の腫れが大きくなると、梗塞が起こっていない正常な脳神経細胞にも影響が及びます。症状が悪化したり、**脳ヘルニア**という重大な合併症を引き起こすことがあります（左ページ下コラム）。

抗浮腫療法は、そういった脳の腫れやむくみを取り除く治療法です。主に**点滴薬を使って、余分な水分を排出させます。**脳浮腫は、

むくみを抑える「抗浮腫療法」

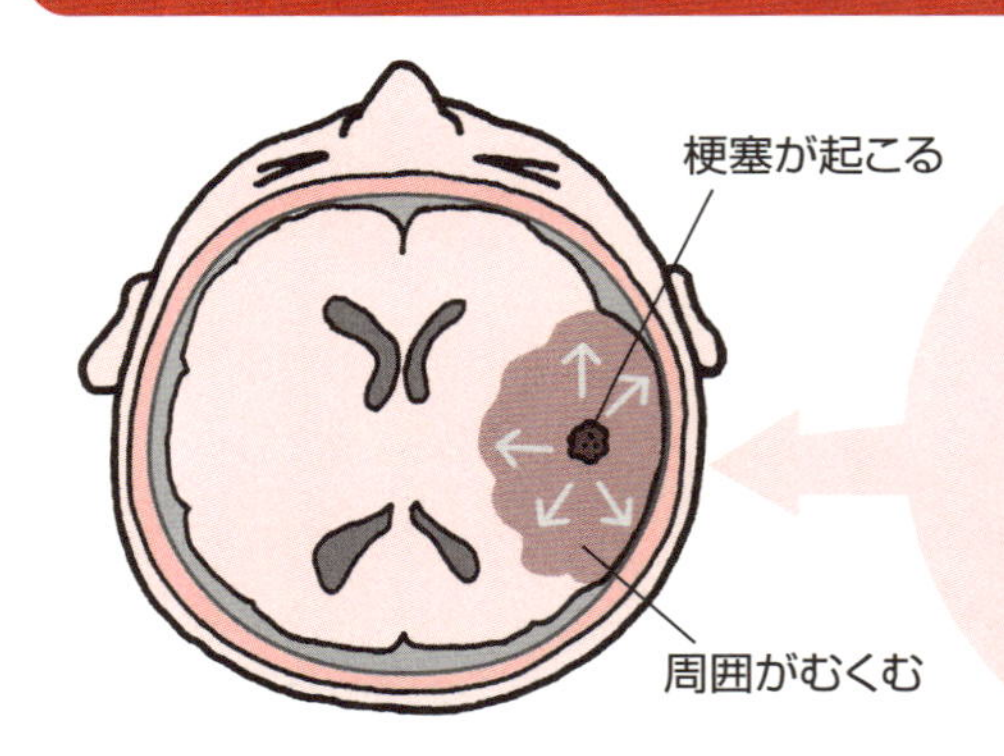

余分な水分を排出させ、むくみをとる

利尿作用のある薬を使って、梗塞が起きた場所や、その周囲にたまった余分な水分を排出させ、むくみや腫れをとる。

主に用いられる薬

薬品名	主な作用	副作用・注意点
点滴 濃グリセリン	速やかに、かつ強力に頭蓋内圧を下げる。心原性脳塞栓症やアテローム血栓性脳梗塞など、大きな脳梗塞の場合に検討される。	腎臓への負担が大きい。また、糖尿病がある人は高血糖に注意が必要。
点滴 D-マンニトール	脳圧を下げる。心原性脳塞栓症やアテローム血栓性脳梗塞などに検討される。	急性腎不全を起こすことがある。また、心不全に注意が必要。

脳梗塞の発症1～2日後あたりから起こりはじめることが多く、救急搬送されてきた段階から、慎重に管理していきます。

ただし、腎臓や心臓に疾患がある人には脳浮腫の治療を行えない場合があります。また、ラクナ梗塞などの小さな脳梗塞に対しては行われないことがほとんどです。

血液希釈療法が検討されることも

血液中の水分（血漿）が減って血液の粘度が増すと、脳梗塞の悪化や再発につながります。血液希釈療法とは、薬を使って血漿を増やし、血流を改善させることにより、それらを防ぐ治療法です。

血液希釈療法は急性期に検討されますが、科学的なエビデンスはまだ明確ではないため、医療機関によっては行っていないところもあります。

慢性期以降も自己管理を続けていく

脳梗塞の治療は急性期で終わりではなく、症状が安定してリハビリを始める**亜急性期**や、退院して日常生活に戻っていく**慢性期**以降もずっと続けていくものです。特に、**抗血小板療法や抗凝固療法は、再発を防ぐためには必須**です。

それに加えて、高血圧や脂質異常症、糖尿病などの生活習慣病がある場合は、そのコントロールも必要になります。自分が抱えている脳梗塞のリスクをよく理解し、うまくコントロールしながら服薬を続けることが大切です（P130）。

先生、教えて！

脳ヘルニアってどんな合併症？

脳浮腫などによって頭蓋骨の内側の圧力（頭蓋内圧）が高くなりすぎると、脳が逃げ場を求めて本来の位置からはみ出します。これが脳ヘルニアです。はみ出すことで周囲の脳組織が圧迫され、さまざまな症状を来し、命にも関わります。

大脳
脳梗塞
小脳
脳がはみ出る

急性期は合併症にも注意が必要

全身状態の悪化により さまざまな合併症を招く

脳梗塞の急性期の主な治療法はこれまでに述べたとおりですが、急性期は全身状態が悪化することで、さまざまな合併症が起こりやすいことも知っておきましょう。

合併症は、入院して比較的すぐに起こります。なかには命を脅かすものもあり、その後の治療経過に影響します。合併症のためにリハビリを始められないなどで体の機能回復が遅れれば、退院後も後遺症が強く残る可能性があります。

また、心原性脳塞栓症の患者さんは、心筋梗塞、不整脈、心不全などの心疾患を持っていることが多いもの。急性期の治療では、これらが悪化したり、再発しないよう管理することも大切になります。

特に起こりやすい合併症は 感染症と消化管出血

意識障害を伴う中等度以上の脳梗塞では、ほぼ必ず起こる合併症があります。**誤嚥性肺炎や尿路感染症などの感染症と、胃や十二指腸などからの消化管出血**です。

誤嚥性肺炎は、嚥下障害（P34）が影響します。最近では、早い段階からリハビリを導入し、飲み込みの訓練（P116）を行っていくことで、誤嚥性肺炎の発症を予防しようという流れにあります。

消化管出血は、特に高齢の患者さんや、重症の患者さんに多い傾向があります。予防のために抗潰瘍薬の投与などが検討されます。

そのほか、一般的に左ページ図の合併症が起こりやすく、なかでも**転倒や褥瘡は頻度が高め**です。

また、発熱が起こることも少なくありません。急性期の体温上昇は脳のダメージを悪化させる危険があるため、解熱剤の投与や、氷嚢などを使って体を冷やすといった対処がなされます。

脳梗塞に伴いやすい合併症

尿路感染症

尿は腎臓でつくられ、尿管、膀胱、尿道を通って排泄される。このルートを尿路という。意識障害などによって自力での排尿が難しく、尿道にカテーテルを留置する場合などに、細菌が尿路へ侵入して感染することがある。

誤嚥性肺炎

嚥下障害がみられる患者さんの場合、誤嚥するリスクが高い。特に、むせを伴わない不顕性（ふけんせい）誤嚥の場合、飲食物や唾液などを気付かないうちに誤嚥し、それらが気管から肺へと流れ込んで、肺炎を起こしてしまう。

その他

褥瘡（床ずれ）

ベッドから起き上がれないなどの理由で、背中やお尻などの同じ部位が長時間圧迫され続けると、特に骨が突出した部分の皮膚や軟部組織が血行障害を起こし、壊死（えし）する。

転倒

片麻痺（かたまひ）をはじめとする運動障害の後遺症があると、思いどおりに体を動かすことができず、転倒のリスクが高くなる。頭部を打てば、脳梗塞を再発する危険性もある。

よく起こる 出血

消化管出血

脳梗塞によって中枢神経に過度のストレスが加わると、胃酸の分泌が高まる。胃や十二指腸などの消化管にびらん（粘膜のただれ）や潰瘍ができ、出血しやすくなる。高齢や重症の脳卒中の患者さんに多い。

血栓

深部静脈血栓症、肺塞栓症

ベッドで安静にしていることで長時間動かずに寝ていると、血流が悪くなり、下肢の静脈に血栓ができやすくなる（深部静脈血栓症）。その血栓が肺まで流れてきて、肺の血管に詰まることがある（肺塞栓症）。

! かなりの割合で合併症が起こる

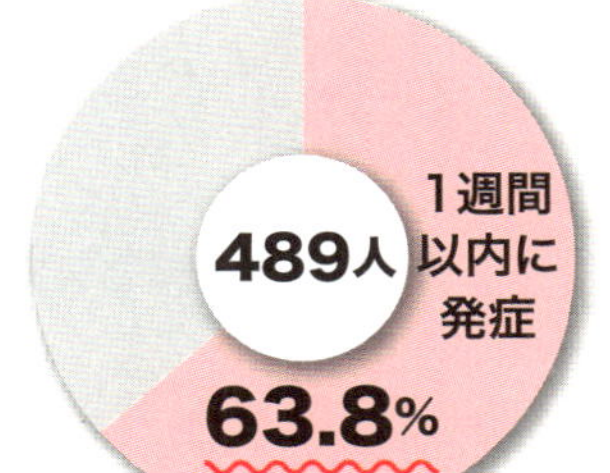

急性期の脳卒中の患者さん489人を調査。そのうち63.8%の人が、1週間以内に1つ以上の合併症を引き起こした。

（Stroke 2008;39:414-420）

知っておきたいこと②

一刻も早く治療につなげる！家族がおさえておきたい初期対応

脳梗塞が疑われたら、落ち着いて119番通報を

脳梗塞が起こったとき、それが脳梗塞の症状なのかどうか、素人には判断がつきにくいものです。しかし、後遺症をできるだけ残さないためには、発症時の迅速な対応が必要不可欠。周囲の人は、「少し様子を見よう」ではなく、直ちに救急車を呼びましょう。特に、下図のような症状が現れたら、迷わず救急要請をすることが大切です。

ここでは、通報から病院到着後までの一連の流れを解説します。

Step1 脳梗塞かどうかを「FAST」でチェック

脳梗塞の症状で最も多いのが、体の麻痺（まひ）。顔、腕、発語の様子からサインを探る。基本的に周囲の人がチェックする。

Face（顔）

脳梗塞により顔の麻痺が出現すると、笑おうとしたとき、あるいは「イー」と言おうとしたときに、顔の片方が下がる。

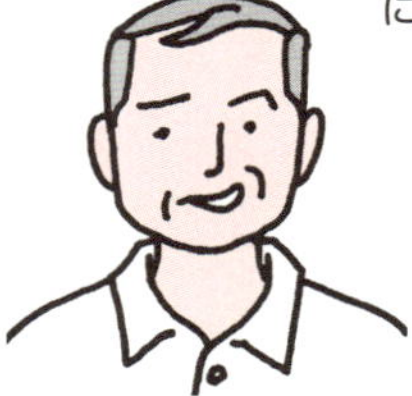

Arm（腕）

目を閉じ、手のひらを上に向けて両腕を前に伸ばす。麻痺があると、片方の腕が自然に下がる。

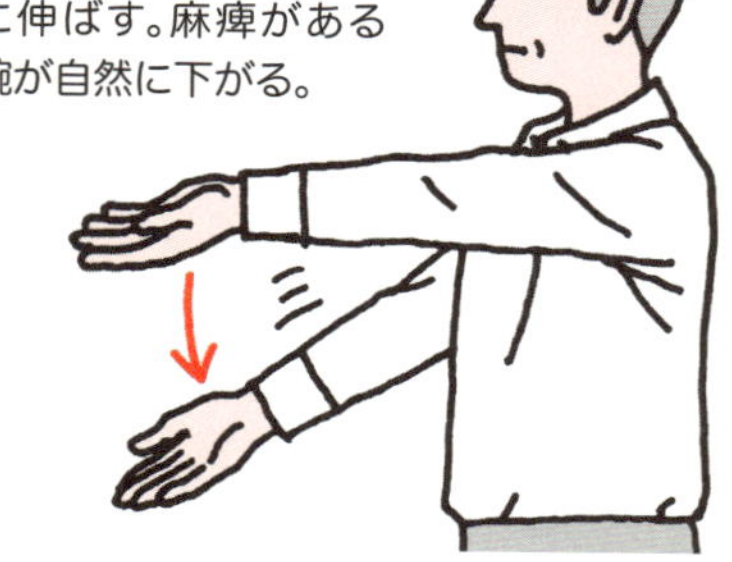

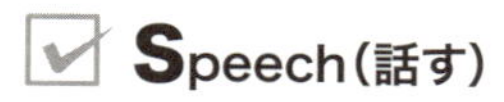

Speech（話す）

麻痺がある状態で話すと、ろれつが回らず、「ぱぴぷぺぽ」などの簡単な言葉が言えない。

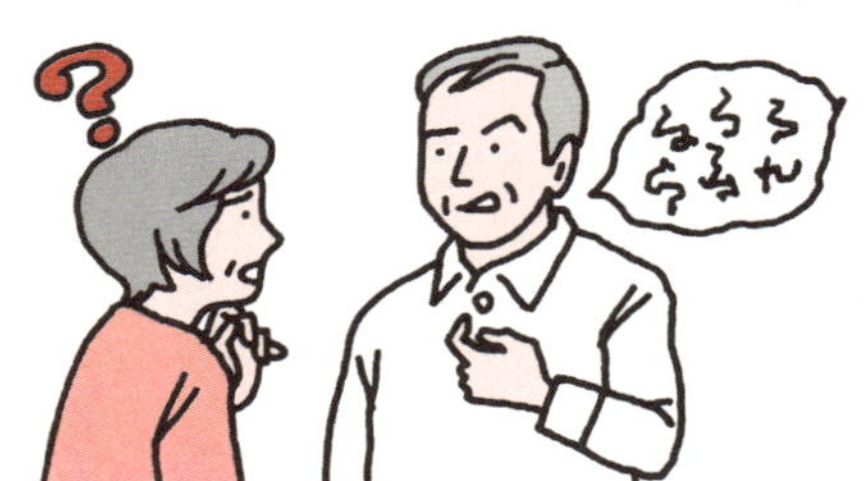

Time（一刻も早く）

上記に1つでも当てはまる場合は、今の時刻を確認してすぐに119番通報をし、病院へ。

Step2 救急車を呼ぶ

通報の仕方と一般的な聞き取り内容をおさえておく。指令員から聞かれることに、あわてずゆっくりと答えればOK。

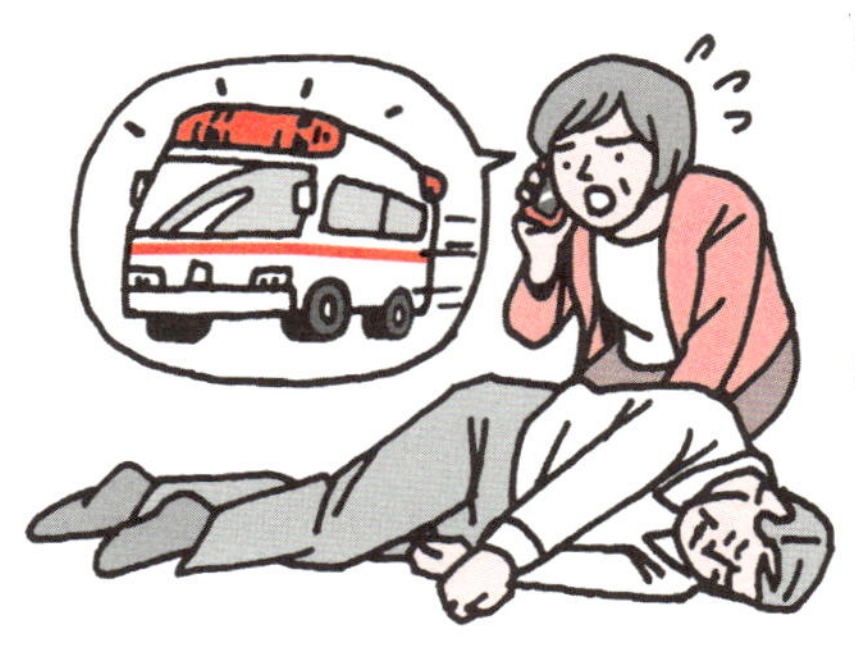

① 119番にかけ、「救急です」と伝える

119番通報すると「119番、火事ですか？救急ですか？」と聞かれる。救急だと伝える。

② 来てほしい住所を伝える

「住所はどこですか？」と聞かれるので、市町村名から伝える。外出先であれば、目印となるような建物や交差点、電柱に書かれた住所などを伝える。

③ 具合が悪い本人の症状と年齢を伝える

「どうしましたか？」と聞かれたら、「誰が」「どのようにして」「どうなったのか」を答える。意識や呼吸の有無も伝えられるとよい。「おいくつの方ですか？」とも聞かれるので、具合が悪い本人の年齢を伝える。

④ 電話した人の名前と連絡先を伝える

自分の名前と、常に連絡がつく電話番号を伝える。これは救急車が出動後に迷ったときのため重要。

Step3 広い場所に移動する

救急隊が処置しやすいよう、具合が悪い本人を布団や毛布などに横たわらせ、寝かせたまま広い場所へ運ぶ。

！ 吐いたら横向きに

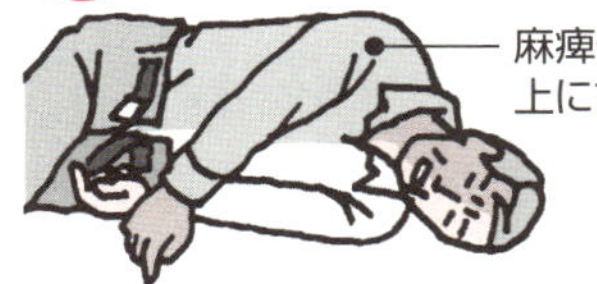
麻痺側を
上にする

！ 苦しそうなら背中の下にタオルを入れる

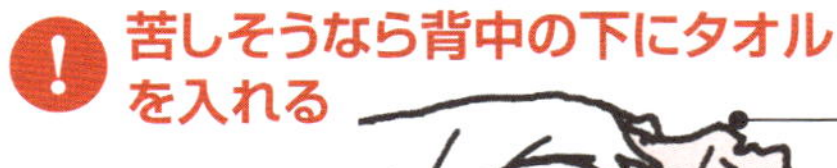
あごが
上がるように

立ち上がらせず、寝かせたまま

たとえ意識があっても、立たせると脳の血流が減少して症状が悪化する。横に寝かせ、体を締め付けるものはすべてはずす。

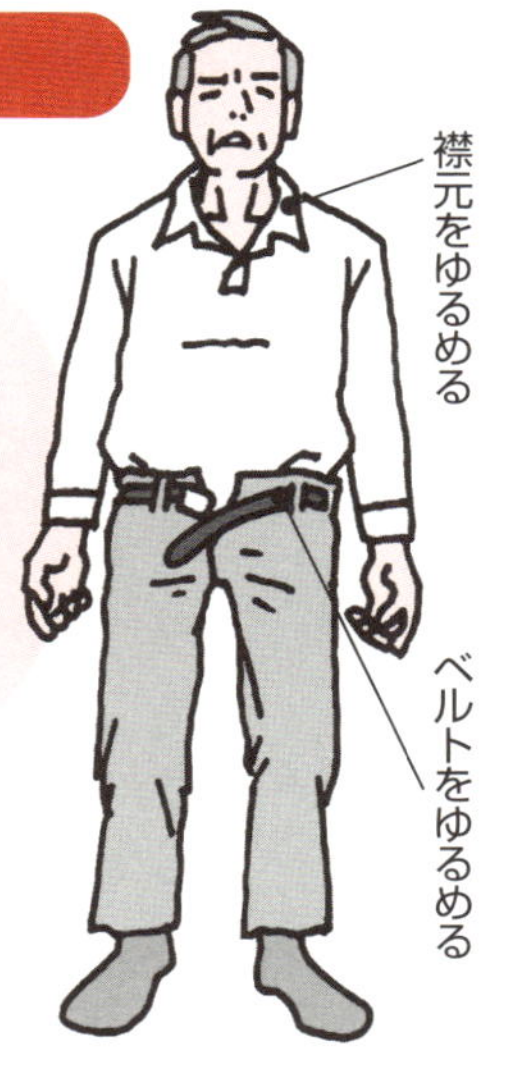
襟元をゆるめる
ベルトをゆるめる

※P75〜76は、総務省消防庁「救急車利用マニュアル A guide for ambulance services」を参考に作成。

Step4 救急車が到着したら

そのまま入院となることを想定し、できれば救急車が到着する前に下表のものを用意しておく。到着後は、救急隊から聞かれることに一つひとつ答える。

救急隊に聞かれること

 具合が悪くなったときの状況

 救急隊が到着するまでの変化

 行った応急手当の内容

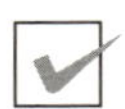 そのほか、本人の情報
（持病、かかりつけの病院やクリニック、ふだんのんでいる薬、医師の指示） など

用意しておくとよいもの（具合が悪い本人のもの）

・保険証　・診察券
・靴　・おくすり手帳
・ふだんのんでいる薬　など

※印鑑と現金も備えておくと安心

Step5 病院についたら

医師に症状を説明する

医師から「どんな症状があるのか」「症状が出たときの様子」「症状が出た時間」などを聞かれるので、覚えている範囲で答える。

抱えている病気など、本人の情報を伝える

高血圧や糖尿病などの慢性的な病気の有無、服用中の薬や過去の病歴、喫煙をはじめとする生活歴などを伝える。

 **あらかじめまとめておく**

いざというとき、本人の既往歴や服用中の薬など、家族は気が動転して思い出せない場合が多い。日頃からメモしておき、かかりつけの医師がいる場合は、もしものときに問い合わせられるよう病院の連絡先を書きとめておくとよい。

家族が付き添っているときは、医師から本人の症状や既往歴などについて質問をされる。落ち着いて答えよう。

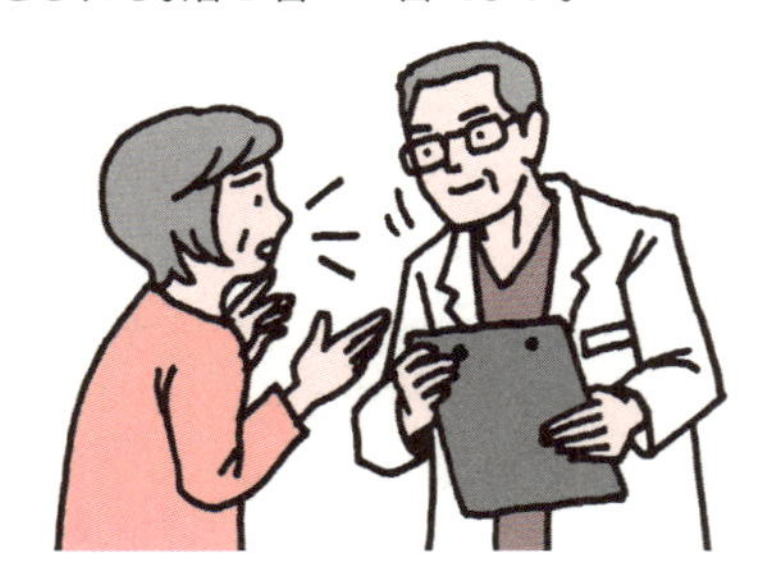

気になることは何でも聞く

検査や治療を始めるにあたり、内容やそれに伴うリスクなどを医師が説明し、多くは家族に同意書へのサインを求める。気になることや不安なことがあれば、遠慮せずに聞いてよい。

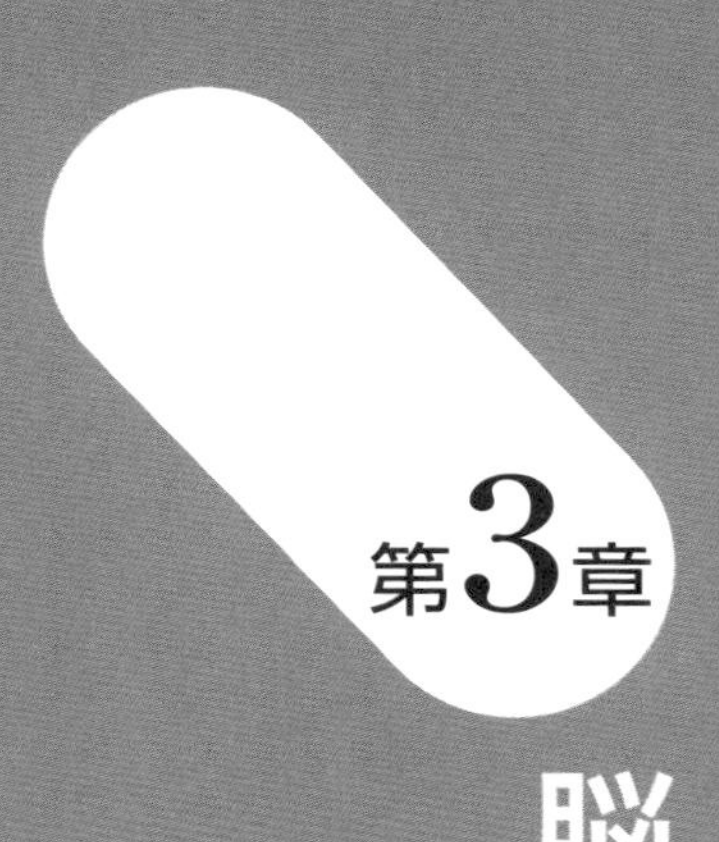

第3章

脳梗塞のリハビリテーション

脳梗塞によって障害を受けた機能を回復させたり、維持していくには、できるだけ早くリハビリテーションを始めることが大切です。ここでは、リハビリを行う意味を正しく理解し、積極的に取り組むための方法を解説します。

リハビリテーションは3つの時期に分けられる

機能の回復や維持をはかり、生活の質を保つ

脳梗塞が起こると、体の機能にさまざまな障害が現れます（P32〜35）。そして程度の差はあれ、多くは後遺症として残り、患者さんの予後の生活に影響を及ぼすことになります。そのため、脳梗塞の治療を行いながら、**障害された機能を回復させたり、それ以上悪くならないように維持する**ことが大切です。これを目的として行われるのが、リハビリテーションです。

リハビリは脳梗塞の発症当日や翌日から始めることも珍しくありません。これは、安静を続けることで、筋力の低下や拘縮（筋肉や関節が固まって動かなくなる）が起こってしまうからです。これを**「廃用症候群」**といいます。足腰が弱くなり、特に高齢の人ほど寝たきりのリスクが高くなります。

脳梗塞のリハビリにおいては**早期離床が、廃用症候群の予防と、その後の機能回復に大きな効果をもたらす**ことがわかっています。

急性期、回復期、生活期の3段階のリハビリがある

一般的に、脳梗塞のリハビリテーションの流れは、急性期、回復期、生活期（維持期）の3段階に分けられます。各時期でリハビリの目的が異なり、患者さんの病状に合わせて進めていきます。

「脳卒中地域連携パス」を導入する病院が増えている

脳卒中地域連携パスとは、施設間で共有する脳卒中の患者さんの治療計画です。患者さんがリハビリを切れ目なく続けていけるよう、患者さんの医療情報を急性期の病院から回復期の病院へ、そして生活期のリハビリを行う施設へと伝える役割を担います。

脳梗塞のリハビリテーションの流れ

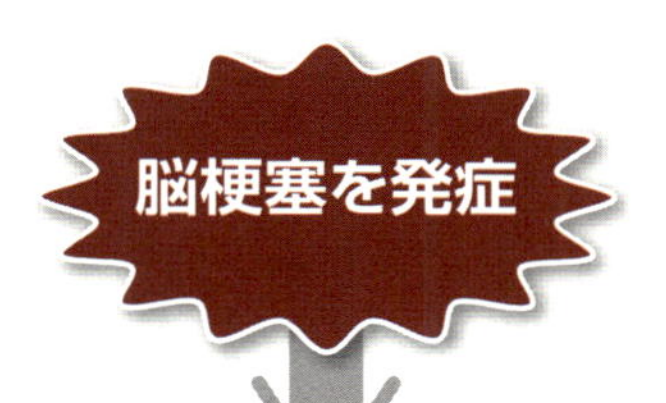

発症直後から2〜4週間

急性期のリハビリテーション

拘縮や褥瘡（じょくそう）（P73）を防ぐことを目的に、発症直後からベッドサイドで始める。脳梗塞が比較的軽症〜中等度の患者さんはできる限り早く、重症の患者さんは病状が落ち着いてから、回復期のリハビリに移行する。

リハビリの目的

- 関節の拘縮を防ぐ
- 筋肉の萎縮を防ぐ
- 褥瘡などの合併症を防ぐ

など

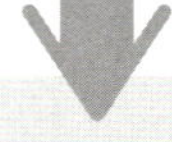

発症から3〜6か月

回復期のリハビリテーション

障害された機能を最大限に回復させるため、歩行訓練と、着替えや排泄などの生活動作の訓練を集中的に行う。社会復帰を目指すためにも重要な時期。急性期の病院から回復期のリハビリテーション病院に転院して行われる。

リハビリの目的

- 歩行能力をはじめとする下肢の機能改善
- 手・腕・肩など上肢の機能改善
- 着替え・排泄・入浴・食事の自立

など

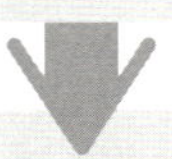

回復期以降

生活期のリハビリテーション

退院後、回復期のリハビリで改善した機能を低下させることなく、長く維持するために行われる。訪問リハビリテーションや通所リハビリテーションなどの介護保険サービス（P124）を利用して行うことが多い。

リハビリの目的

- 回復した機能の低下を防ぐ
- 筋力や体力を維持する
- 廃用症候群を防ぐ

など

回復期のリハビリテーションには転院が必要

脳梗塞の発症から2か月以内に転院する

脳梗塞のリハビリテーションは、発症からの時期によってリハビリを行う拠点が変わります。急性期は、脳梗塞の発症時に入院した急性期病院で行われ、回復期では、リハビリを専門とする病院に転院して行います。回復期の病院を退院して生活期に入ってからは、自宅で、あるいは施設などに通ってリハビリを続けていきます。

急性期から回復期の病院へは、原則として脳梗塞発症から2か月以内に移る必要があります。患者さんの中には、せっかく病状が安定したのになぜ病院を移らなければいけないのかと、不安に思う人もいるかもしれません。しかし、**障害された機能を取り戻すうえで、この転院が非常に重要**なのです。

早く回復期病院に移るほうが機能を回復しやすい

急性期と回復期の病院では、そもそもの役割が異なります。急性期の病院は、あくまで命を救う治療がメイン。一方、回復期の病院はリハビリに特化して、患者さん一人ひとりに合った訓練を、時間をかけて集中的に行います。

リハビリの効果を上げるには、1日の中でどれだけ機能回復訓練に時間をとれるかということも影響します。その点、**回復期の病院では、1日最大3時間のリハビリを受けることができます。**

急性期病院でしっかり治療して病状が安定したら、すぐにでも回復期の病院に移ってリハビリに取り組んだほうが、機能の回復は早くなります。転院は、患者さんのためにほかならないのです。

回復期病院への転院は入退院支援室がサポート

一般的に、急性期の病院には**入**

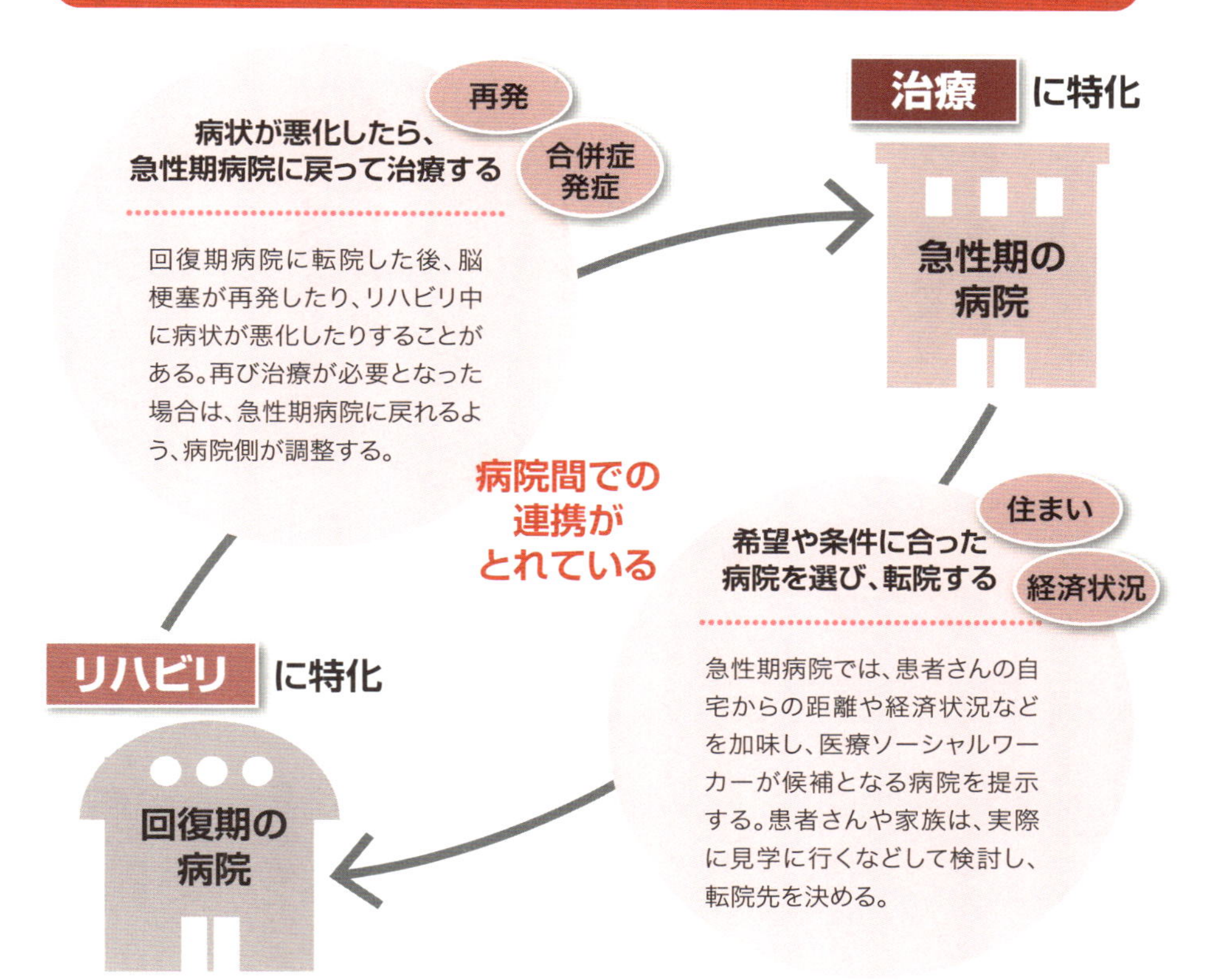

退院支援室が設置されています。ここには医療ソーシャルワーカー（P83）という相談員が配置され、患者さんの入院時から関わり、退院や転院に向けてサポートを行っていきます。病院によっては退院調整ナースといって、看護師がその役割を担うこともあります。

転院先の病院を探すときは、患者さんや家族が自分たちで探すことも可能ですが、この入退院支援室を頼るとスムーズです。

基本的に、脳卒中の治療を行う急性期の病院は、回復期のリハビリテーション病院と提携するなどして、ふだんから病院間でコンタクトをとっています。そのため、転院先もいくつか候補がある場合が多く、患者さんはその中から希望や条件に合う病院を検討します。

リハビリテーションはチーム医療

リハビリの専門職がチームに参加し、機能回復を目指す

脳梗塞のリハビリは、医師や看護師のほかにリハビリスタッフなどが加わり、チーム一丸となってケアにあたるのが特徴です。何を目標にどんなリハビリを行うのかを全員で共有し、おのおのの専門性を活かしながら、患者さんの機能回復・維持に取り組みます。

さまざまなスタッフの手を借りてリハビリを進めていく

なかでも中心となってリハビリに関わるのが、**理学療法士（PT）**、**作業療法士（OT）**、**言語聴覚士（ST）**です。それぞれに役割があり、連携して進めます。

たとえば、患者さんが「自分で食事をとる」ことを目標にリハビリを行う場合、いすに座った姿勢を保つ訓練は理学療法士が行い、スプーンなどを使うために手や腕を動かす訓練は作業療法士が担当します。もし、嚥下（えんげ）障害もあれば、言語聴覚士が加わって、飲み込みの訓練を行います。

そのほか、患者さんに合った装具をつくる**義肢装具士**、カウンセリングなどを通して心のケアを行ったり、高次（こうじ）脳機能障害についての評価を行ったりする**臨床心理士**も参加します。また、患者さんの入退院には、**医療ソーシャルワーカー**が中心となって関わります。

先生、教えて！

PT、OT、STって何の略？

理学療法士、作業療法士、言語聴覚士を表す言葉で、Tは「セラピスト（Therapist）」を意味します。理学療法士のPTは「Physical Therapist」、作業療法士のOTは「Occupational Therapist」、言語聴覚士のSTは「Speech-Language-Hearing Therapist」となります。

多職種の連携がカギとなる

リハビリテーションは、患者さんの症状に合わせて、各専門分野のスタッフが手助けをする。

生活に必要な動作のリハビリを行う

作業療法士は、主に手を使った複合的な動作（作業）の訓練を担当する。着替え、トイレ、入浴、調理など、患者さんがスムーズに日常生活を送れるようサポートする。

立つ、歩くなど運動機能のリハビリを行う

理学療法士は、患者さんの運動機能の回復訓練を担当する。立つ、歩く、起き上がる、座ったままの状態を保つといった、主に下肢を使った基本動作のリハビリを行う。

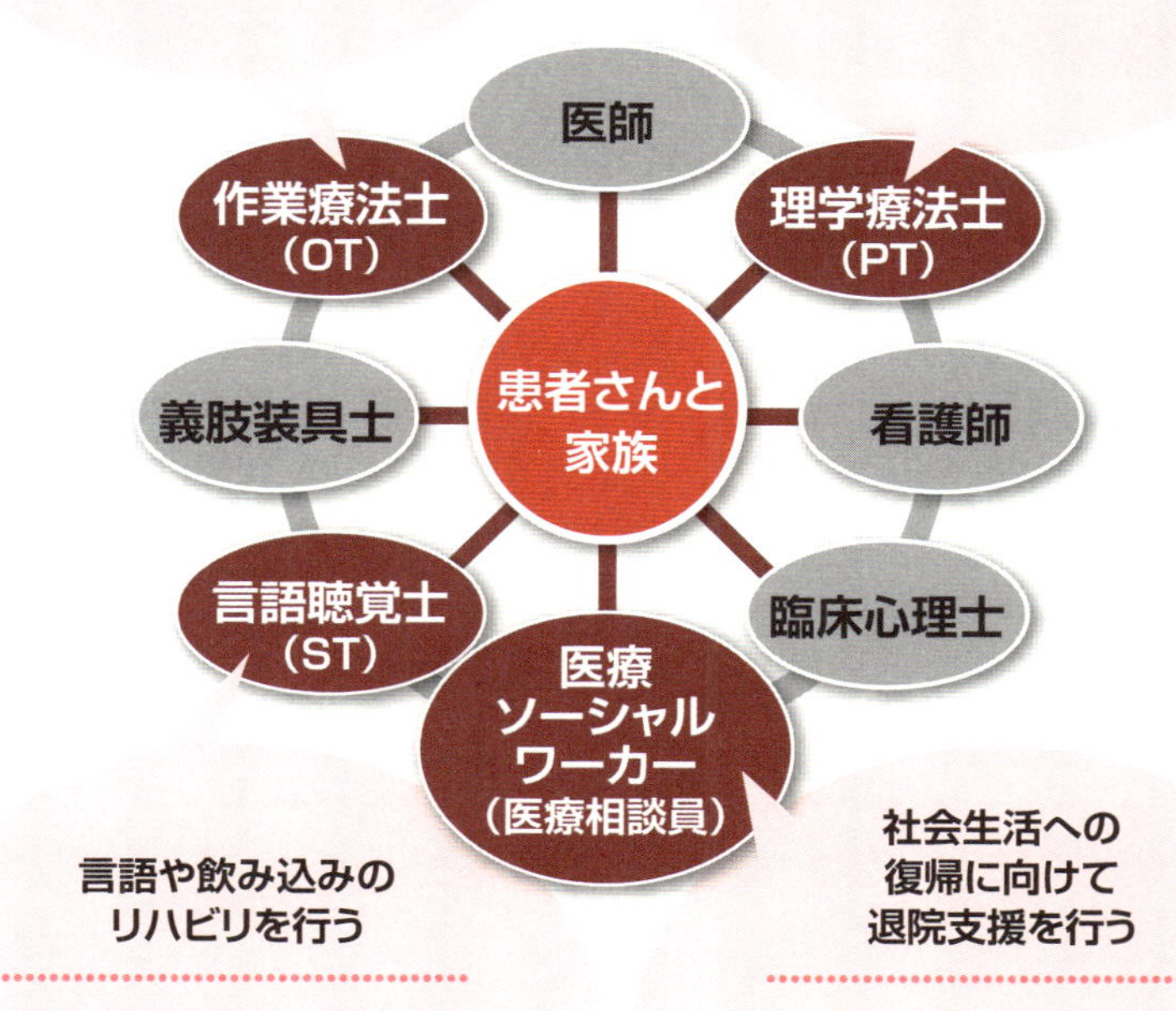

言語や飲み込みのリハビリを行う

言語聴覚士は、聴く、話す、読む、書くなどの言語機能や、食べ物や飲み物を飲み込む嚥下機能の回復訓練を担当する。会話を使ったリハビリ、舌や口のトレーニングなどを行う。

社会生活への復帰に向けて退院支援を行う

医療ソーシャルワーカーは「医療相談員」とも呼ばれ、患者さんの入院中の困り事や、退院後の生活まで想定し、あらゆる問題解決の手助けをする。スタッフや地域とのつなぎ役も担う。

リハビリの開始前に患者さんの病状を評価する

急性期、回復期、生活期のいずれの段階でも、リハビリ開始前には、患者さんの病状を評価（スクリーニング）することから始めます。評価の尺度としては、**意識のレベルや運動障害、感覚障害、関節の可動域の程度、現在のADL（日常生活動作）のレベル、必要な安静度**などがあり、主治医とリハビリスタッフが、患者さんの全身状態をくまなくチェックします。

これらをふまえて、在院日数や、転院や退院時にどのくらいまでの機能回復が望めるかなども予測したうえで、患者さん一人ひとりに合ったリハビリのプログラム（治療計画）が立てられます。

リハビリを行う前に評価されるもの

脳梗塞の総合的な評価

運動機能のレベルや体のバランス、痛みの程度、意識の状態など、さまざまな観点から脳卒中の重症度を総合的に評価する。

運動麻痺の程度

麻痺（まひ）が起こっているのはどの部位で、片（かた）麻痺か単麻痺か、ほとんど動かないのか、部分的には動くのかなど、程度を評価する。

筋肉の緊張の程度

上肢や下肢、手指の曲げ伸ばしがどの程度可能か、動作に支障を来していないかなど、筋肉の緊張の程度を評価する。

ADLのレベル

着替えやトイレをはじめとする、日常生活を自立して送るための機能のレベルはどの程度か、どのくらい介助が必要かなどを評価する。

さまざまな評価尺度（スケール）を使って患者さんの病状を評価する

※ADLとは、Activities of Daily Livingの頭文字をとったもの。

急性期 発症直後からリハビリを始め、回復を早める

できれば48時間以内にリハビリを開始する

急性期のリハビリは、発症直後から2週間、長くて4週間まで行います。主に**筋肉の萎縮や、関節の拘縮、褥瘡（P73）を防ぎ、ADL（右ページ図）の早期回復につなぐ**という目的があります。実際に、脳梗塞発症からリハビリ開始までの間があくほど、麻痺がない側（健側）の筋肉までもがやせやすくなることがわかっています。大事をとりすぎて安静にばかりしていると、すぐにADLのレベルが落ちてしまうのです。

また、過度に安静にしていると深部静脈血栓症（P73）などの合併症も起こりやすくなります。

これらを防ぐためにも、可能な限り早い段階から、具体的には**発症から48時間以内にリハビリを開始する**とよいとされています。さらに、急性期から積極的にリハビリを行えば、その後に続く回復期において、運動機能の回復効果が高まることもわかっています。

安静度に応じてリハビリが進められる

急性期のリハビリは、入院当日から座位や立位の訓練、さらには歩行訓練（P98〜101）を始めることもあります。一方で、安静度が高い重症の患者さんの場合、入院翌日あたりからベッドサイドでのリハビリを始め、様子を見ながら段階を上げていきます。特にアテローム血栓性脳梗塞は、発症後2〜3日で再発することがあるため、注意してリハビリを進めます。急性心筋梗塞など、リハビリの禁忌となる病態がある場合も同様です。

ベッドサイドでのリハビリは、理学療法士が補助して手足の関節を動かしたり、正しい寝姿勢を保ったりします。褥瘡を防ぐため、体位変換も行います（P86〜88）。

手や足の拘縮を防ぐ(他動運動)

他動運動は、主に理学療法士などの介助者が患者さんの体を動かす運動で、
関節の可動域を広げ、拘縮を防ぐ。患者さんの状態に合わせて1日に数回行う。

手や指を動かす

麻痺が起こった手を動かさないでいると、手首と指が内側に曲がったまま固まり、指を開くのが困難に。理学療法士が補助しながら、手首を曲げたり、指の関節をゆっくりと開いたりする。

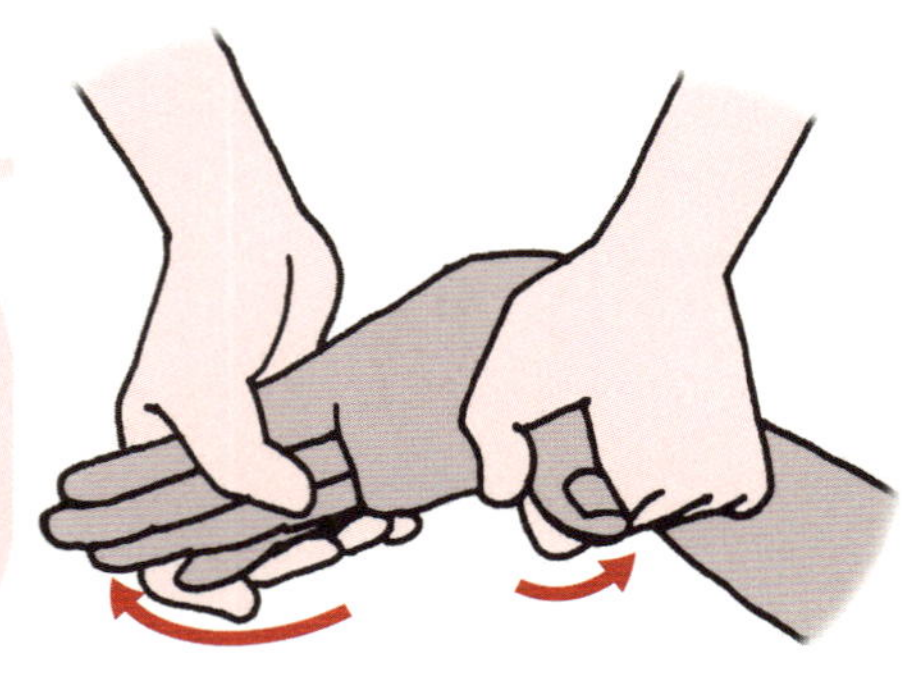

指の関節を開く

片手で患者さんの親指のつけ根を持ち、もう片方の手で残りの4指を持ってゆっくりと開く。

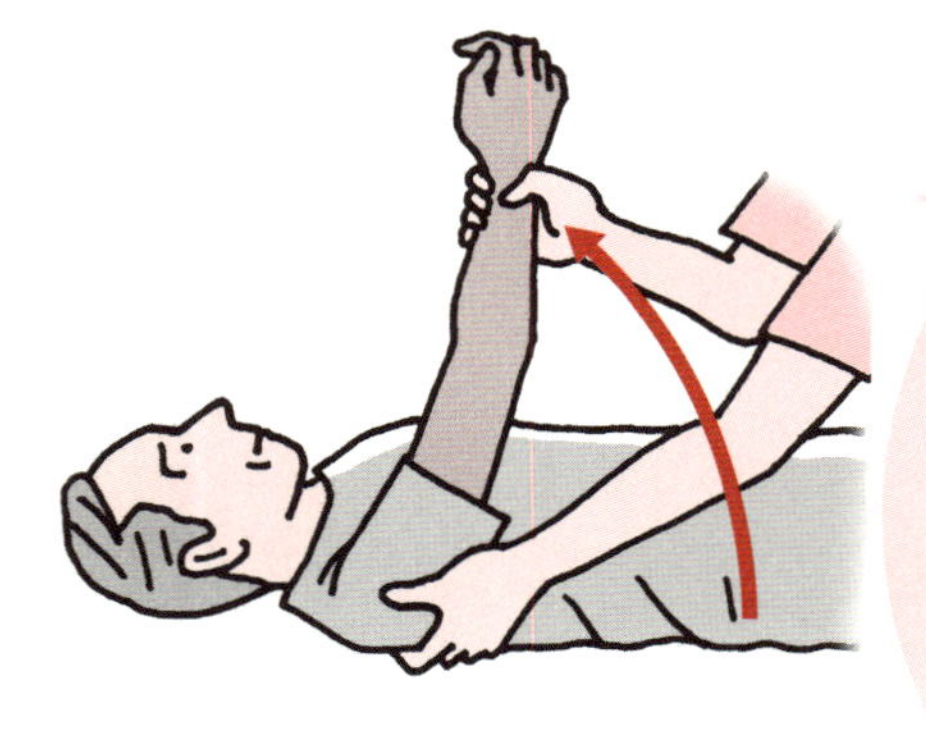

肩関節を屈曲させる

患者さんのひじを伸ばし、腕を上げたり下ろしたりする。

ひじや肩を動かす

ひじや肩の関節が拘縮して動きにくくならないよう、曲げ伸ばししたり、ひじを立てて手首をつかみ、手のひらを外側や内側に回したりして、可動域を広げる。

! 患者さんに意識がない場合でも行われる

丸一日動かさないでいるだけで、筋力の低下や拘縮は進む。意識がなくても、病態が安定していれば、無理のない範囲で同じように体を動かす。

※イラストのグレーの部分は、患者さんの麻痺している側を示す。

つま先や足首を動かす

あお向け寝の姿勢でいると、麻痺がある側の足の甲が伸びたままになりやすい。足の指や足首を手前側に曲げたり、アキレス腱を伸ばしたりする。

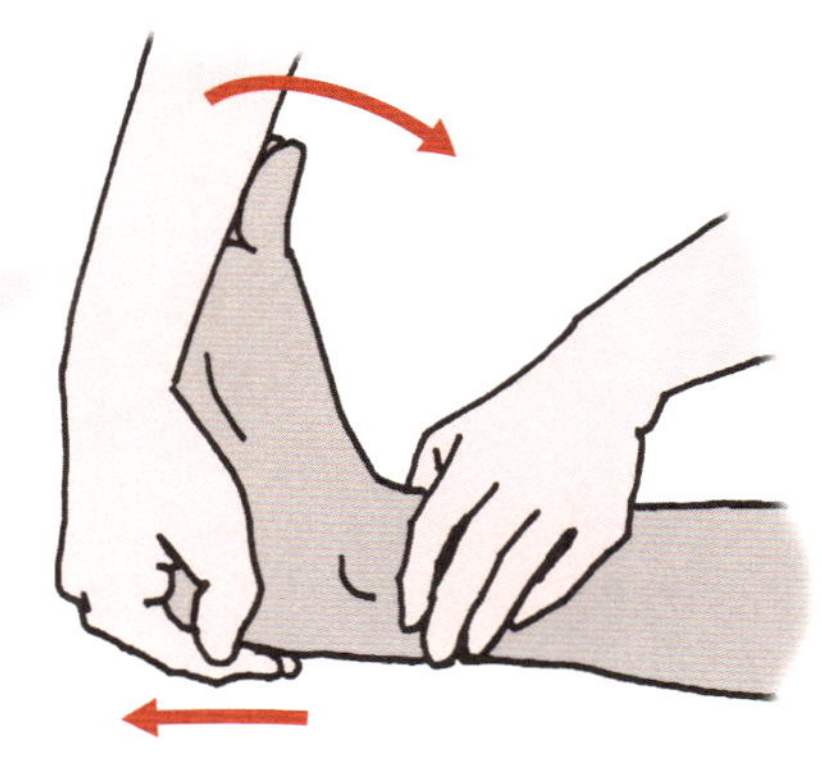

アキレス腱を伸ばす

患者さんのかかとを持ち、足裏を腕で支える。かかとを引っ張るようにして、足全体を内側にそらす。

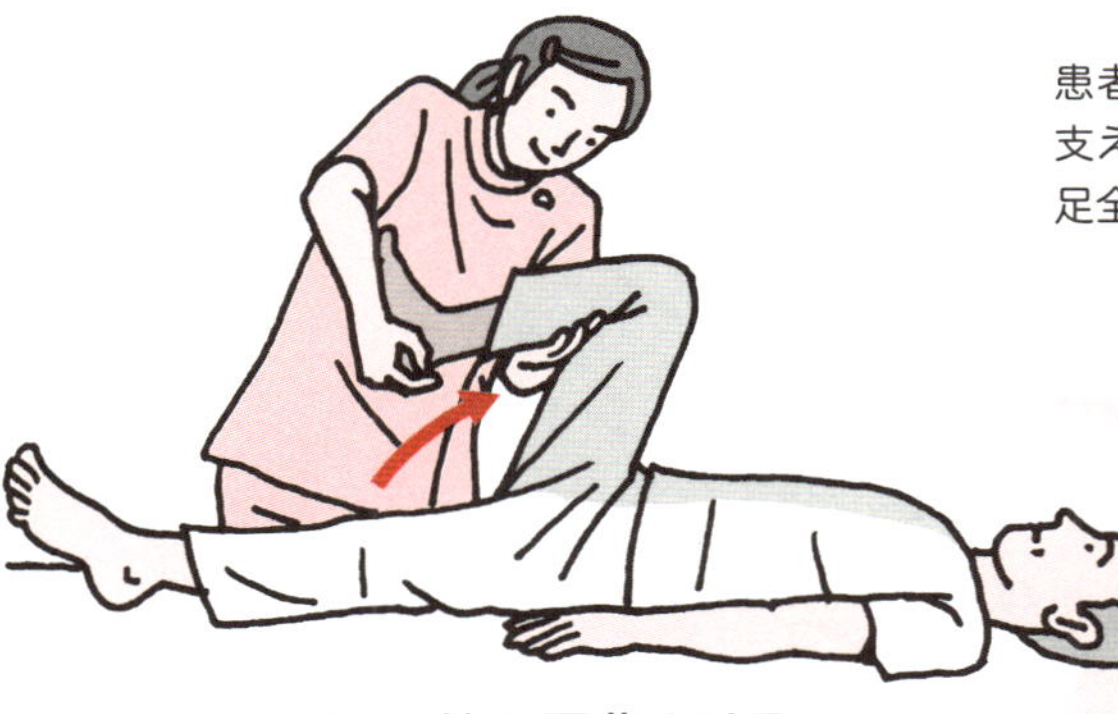

股関節を屈曲させる

患者さんの足首とひざの裏側を手で支えながら持ち上げ、股関節が90度になるくらいに曲げる。

ひざや股関節を動かす

麻痺があるほうの股関節は、外側を向いたまま固まったり、ひざが曲がって浮いた状態になったりしやすい。曲げ伸ばしをしたり、足を左右に開いたり閉じたりして、可動域を広げる。

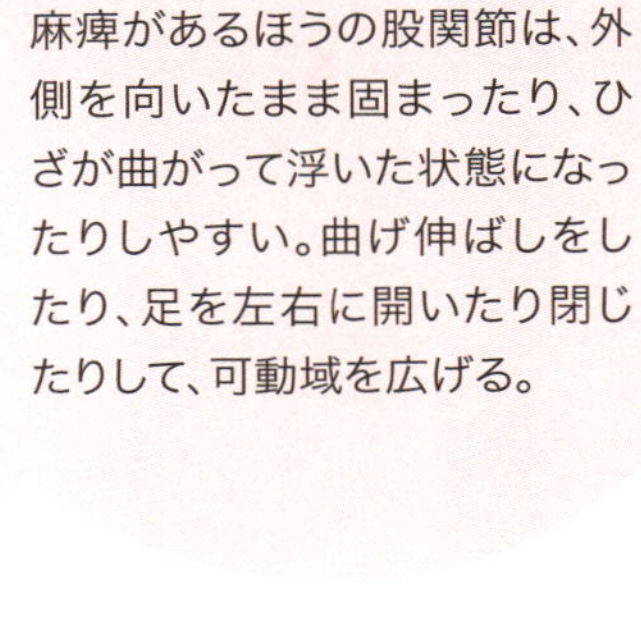

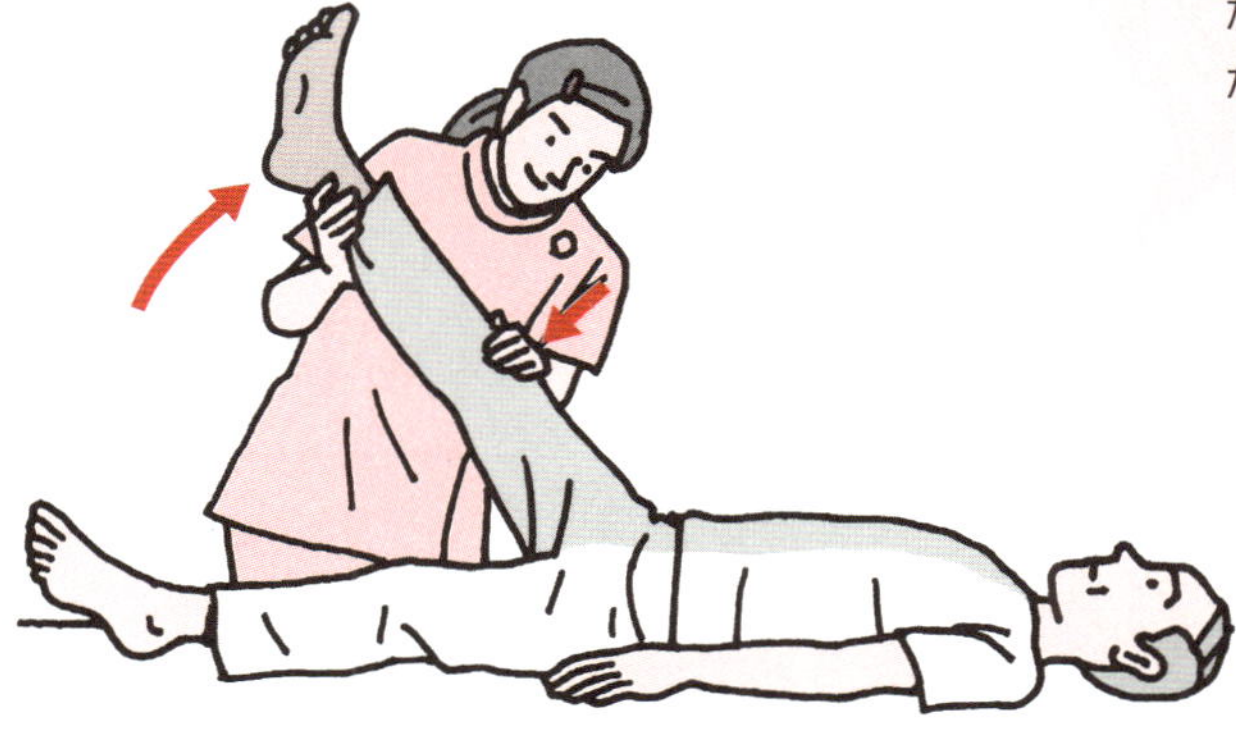

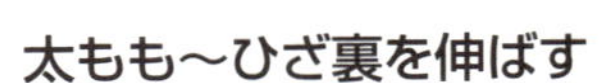

太もも〜ひざ裏を伸ばす

患者さんの麻痺側のひざを上から軽く押さえながら、足首をゆっくりと持ち上げて太もも〜ひざ裏の筋肉を伸ばす。

寝ているときも正しい姿勢を保つ

拘縮があると、指の爪が手のひらに食い込むのでタオルを握る。また、足が曲がったまま固まらないように足裏に足底板をあてるなど、補助具を使って正しい姿勢を保つ。

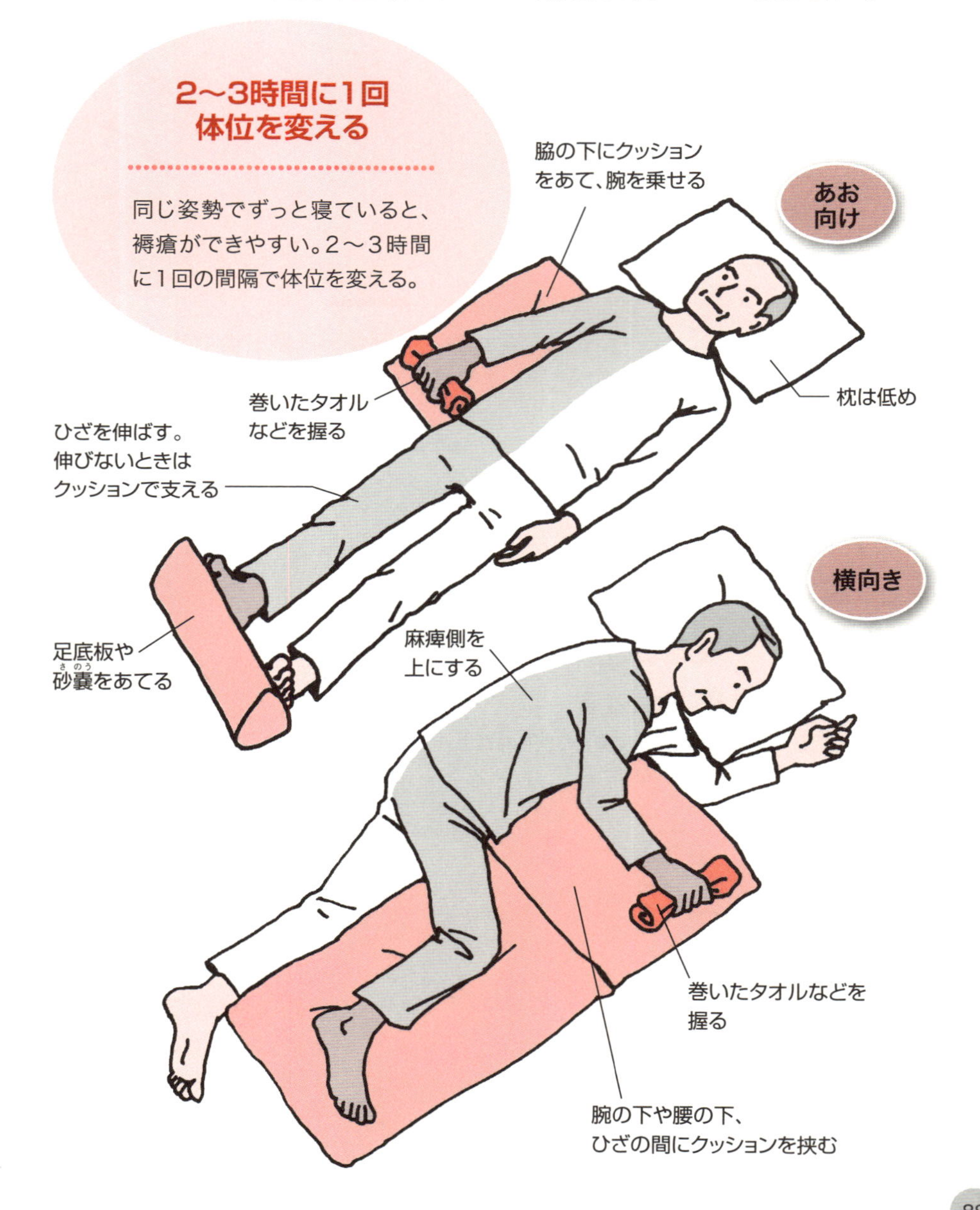

2〜3時間に1回
体位を変える
同じ姿勢でずっと寝ていると、褥瘡ができやすい。2〜3時間に1回の間隔で体位を変える。
あお向け
脇の下にクッションをあて、腕を乗せる
枕は低め
巻いたタオルなどを握る
ひざを伸ばす。伸びないときはクッションで支える
足底板や砂嚢をあてる
横向き
麻痺側を上にする
巻いたタオルなどを握る
腕の下や腰の下、ひざの間にクッションを挟む

早い段階から座位を保つ訓練を行う

リハビリを進めるには、ベッドの上やいすに自力で座っていられるようになることが必要。
まずは補助具を使って体を支え、上体を起こしている時間を少しずつ増やす。

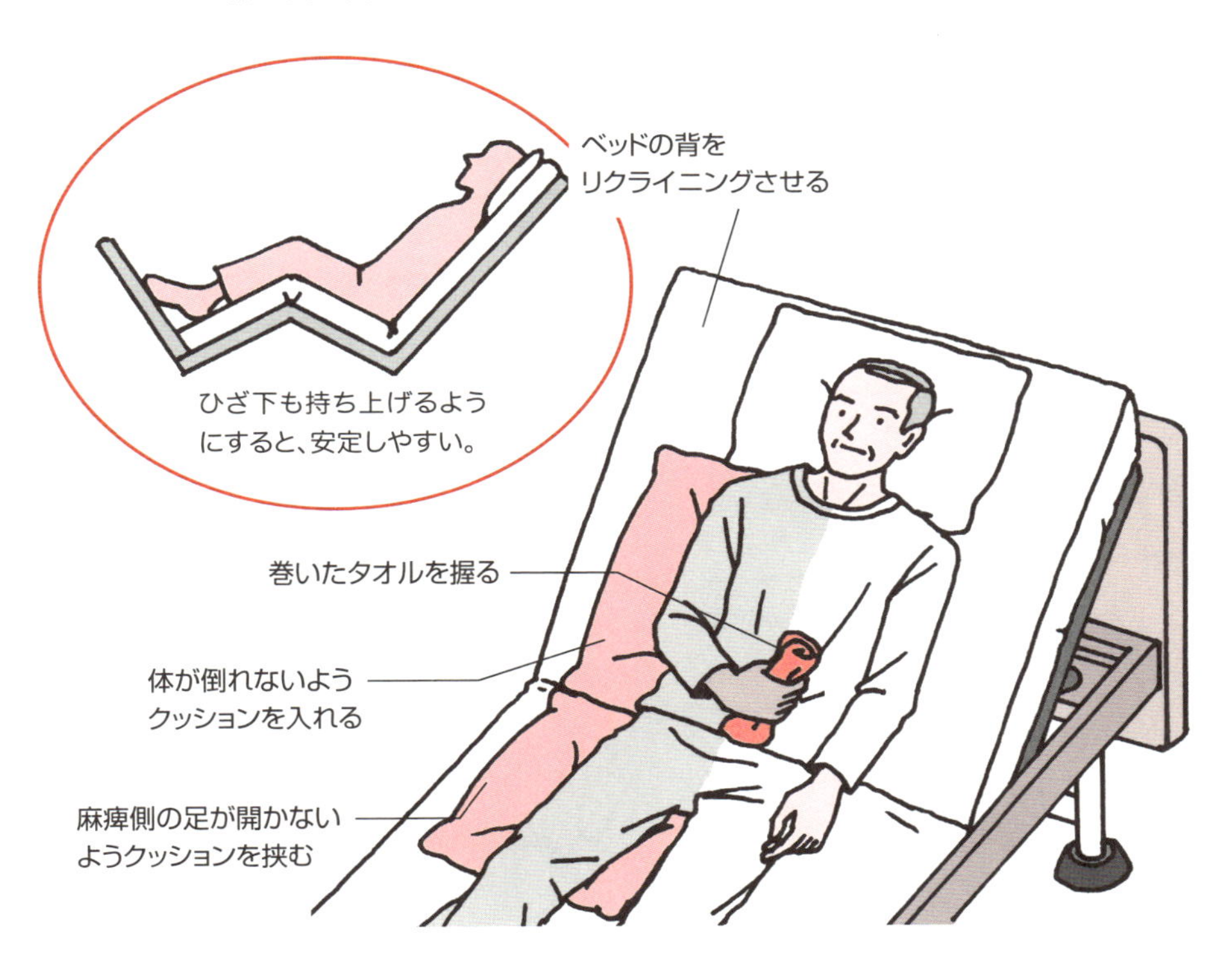
ベッドの背を
リクライニングさせる
ひざ下も持ち上げるよう
にすると、安定しやすい。
巻いたタオルを握る
体が倒れないよう
クッションを入れる
麻痺側の足が開かない
ようクッションを挟む

自力で座っていられるよう訓練する

座位を保つ訓練は、自力で起き上がる（P90）、そして立ち上がる（P92）という、次のステップに進むための土台になります。また、食事をする姿勢としても重要です。

ただし、脳梗塞の発症後は、**体を起こすとふらついたり、麻痺側の足が開いたりして姿勢が崩れます。**血圧低下を起こすこともあるので、この訓練は慎重に行います。

病院のベッドは背もたれを上げ下げできることが多く、それを利用します。30度ほどの低い傾斜から始め、徐々に上げて体を慣らします。血圧や脈拍が安定していれば、スタッフが介助して最初からベッドに腰かけることもあります。

寝返りを打つ&起き上がる

上体を起こしていられるようになったら、ベッドから起き上がるリハビリへ。
健側（麻痺のない側）に寝返りを打ってから起き上がる動作に入る。

Point 麻痺側に足の甲を引っかける

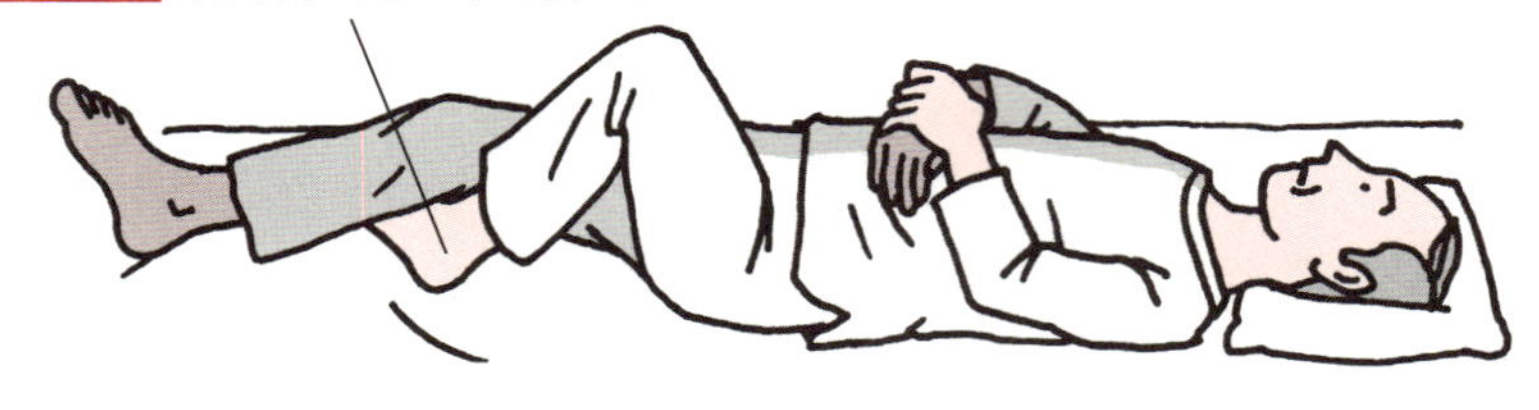

1 健側の足先を麻痺側の足の下に入れる。健側の手で麻痺側の手をつかみ、おなかの上で組む。

2 健側の足で麻痺側の足を支えながら、健側のほうへ寝返りを打つ。このとき、ベッドの端に寄りすぎて転落しないよう、スペースを十分に確保しておく。

Point 健側の手で上半身を引き寄せる

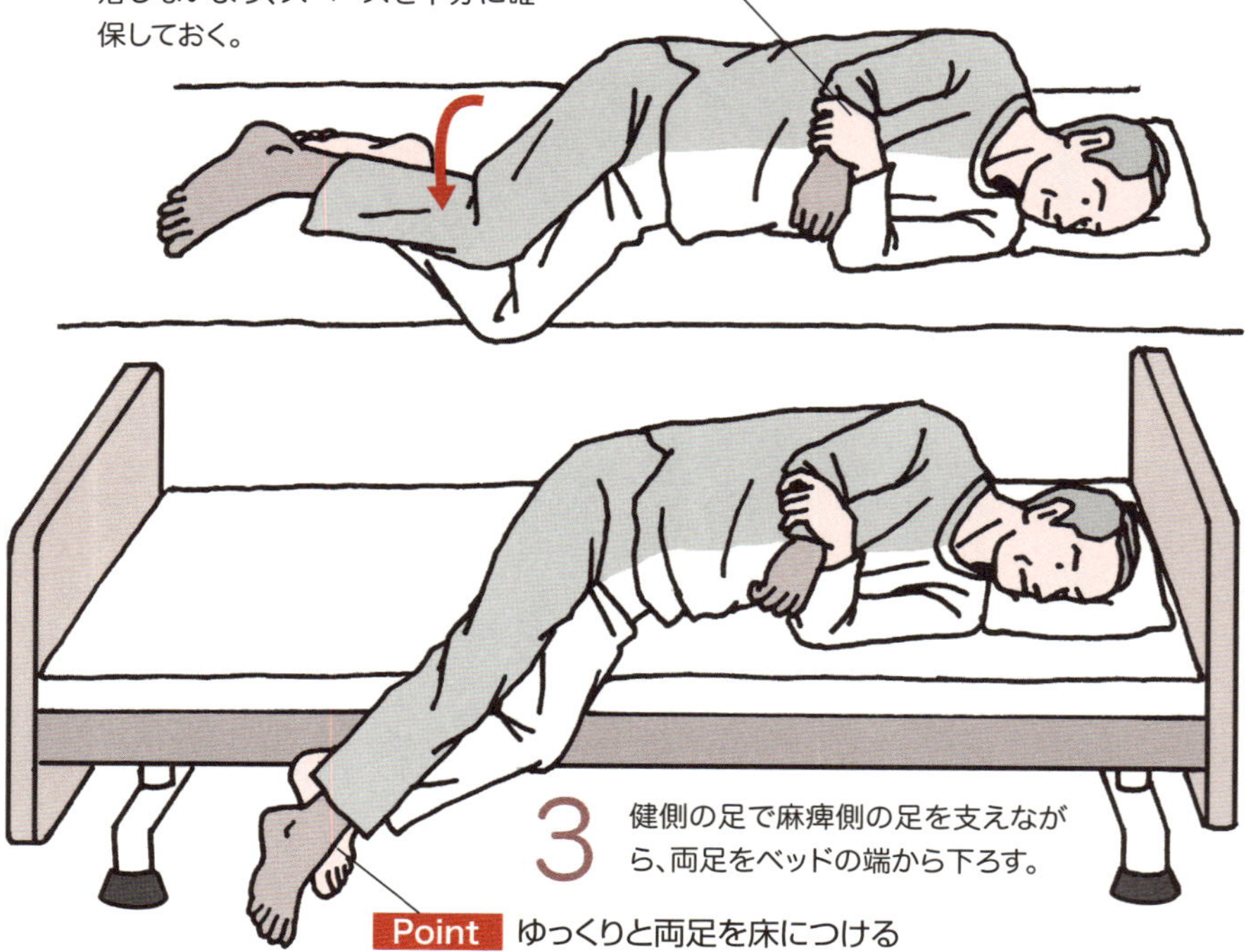

3 健側の足で麻痺側の足を支えながら、両足をベッドの端から下ろす。

Point ゆっくりと両足を床につける

4 ベッドに健側のひじをついて体重をかけ、上体を押し上げる。

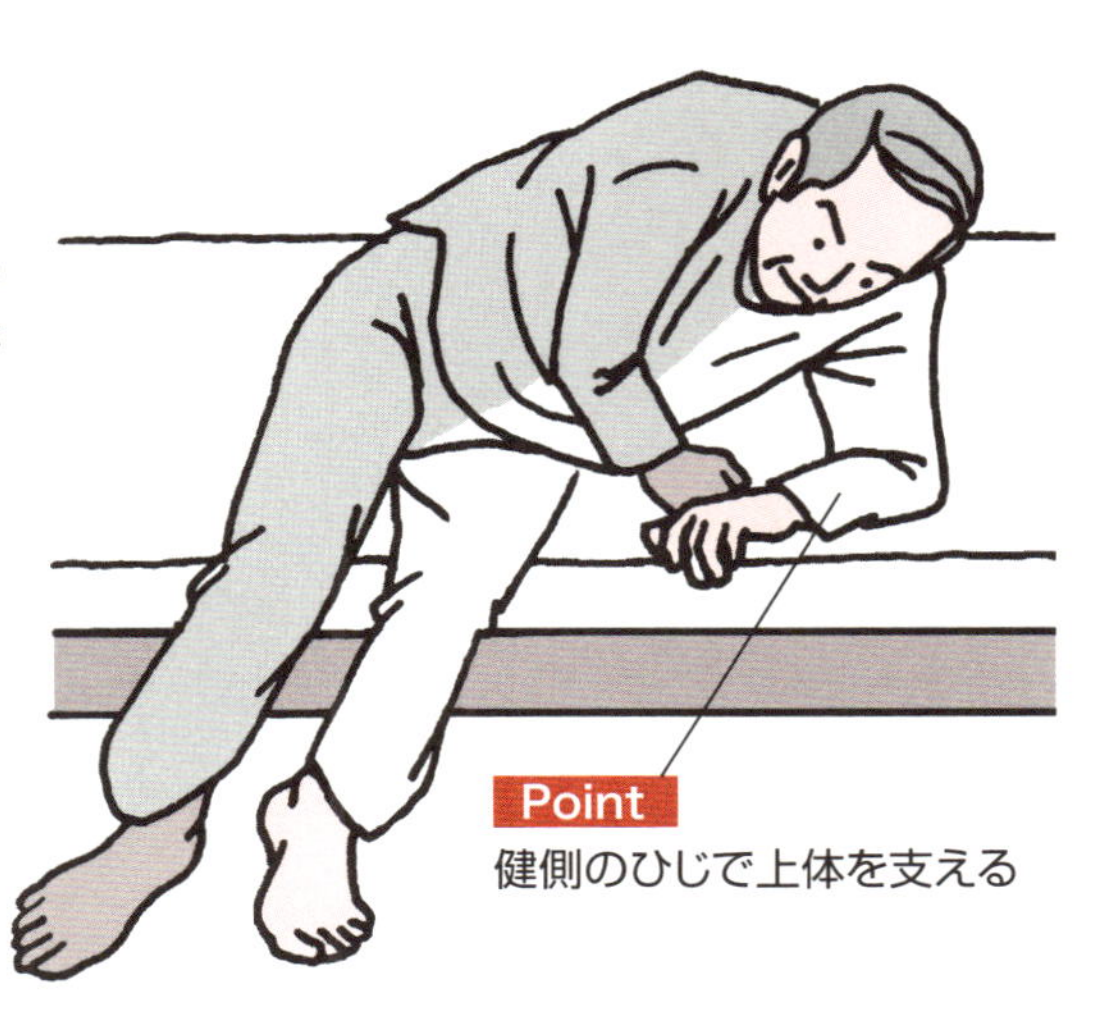

5 健側の手をつき、倒れないようバランスをとりながら体を起こし、ベッドの端に腰かける。

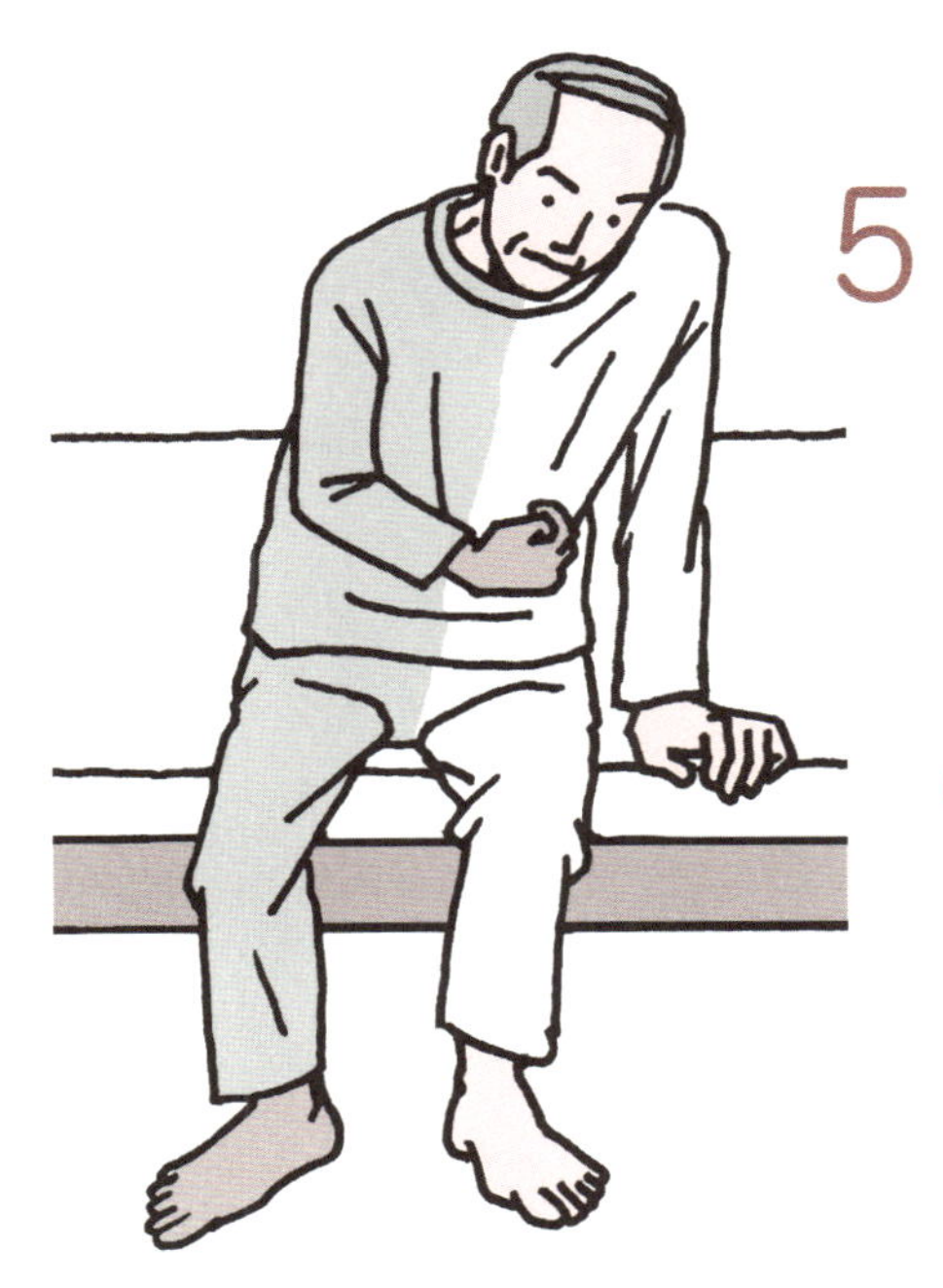

寝返りの練習は褥瘡予防に必要

寝返りを打って体位変換をすることは、褥瘡を防ぐために必要な動作でもある。あお向けから横向きへ、横向きからあお向けへなど繰り返し練習するとよい。

ベッドから立ち上がる

健側の足にしっかり力を入れて、ベッド脇に立つ練習をする。
転倒のリスクもあるため、リハビリスタッフが見守る中で行う。

移動バーを使って立つ練習をする

ベッド柵や移動用のバーをベッドの脇に取り付けて練習する。健側の手で柵やバーをつかみ、立ち上がる。このとき、主に健側の足で体を支えるが、麻痺側に体重がかかるようにすることも、機能回復のためには大切。

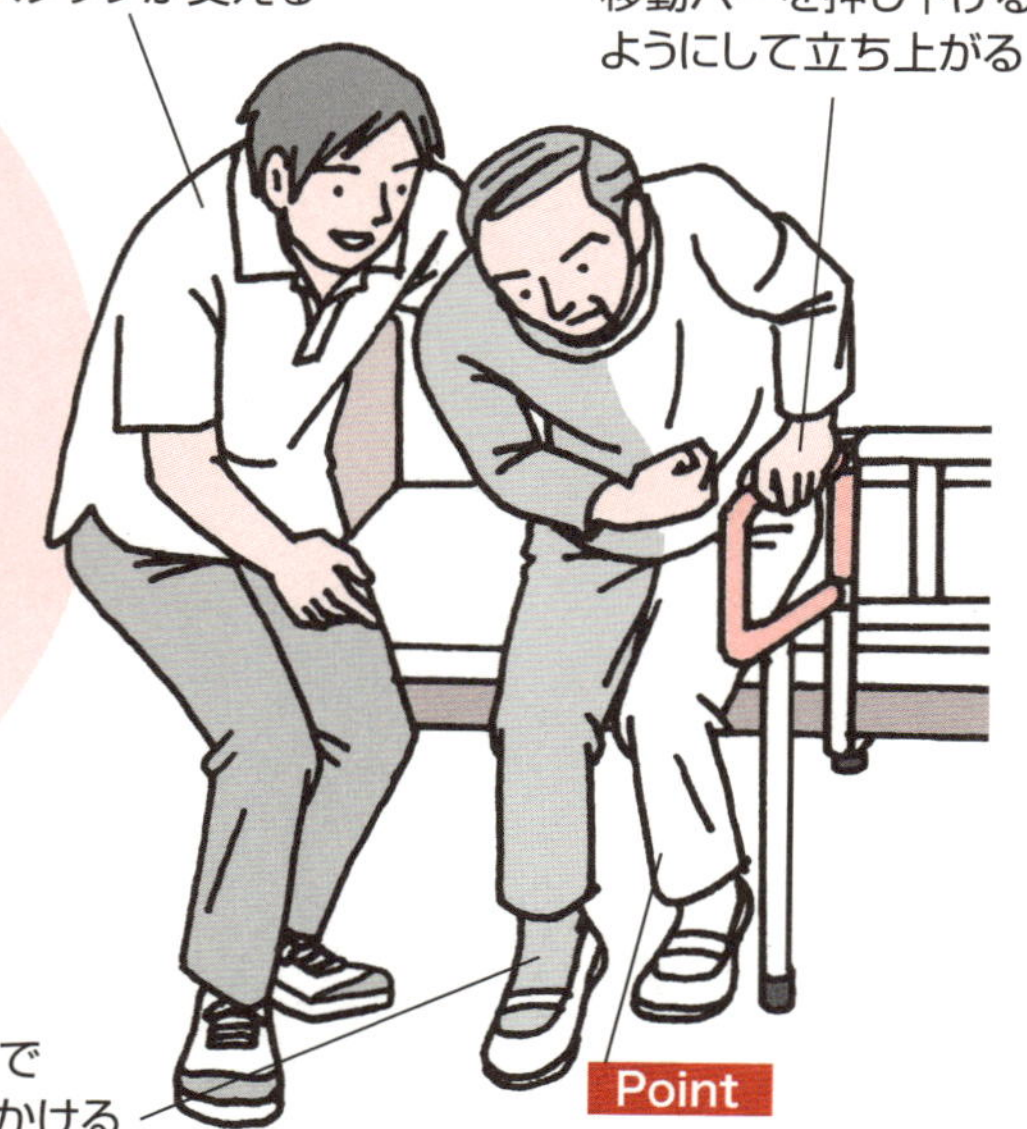
Point
一人で立てないときは
スタッフが支える
Point
上体をかがめ、
移動バーを押し下げる
ようにして立ち上がる
Point
無理のない範囲で
麻痺側に体重をかける
Point
健側を1歩後ろへ引く

つかまり立ちや、車いすへの移乗を練習する

ベッドで上体を起こし、その姿勢を保てるようになったら、次に立ち上がる訓練を行います。**患者さんの病状によっては、入院当日から始めることもあります。**

また、車いすへの移乗も練習します。この動作は、健側の手で車いすをつかみ、健側の足で立ち上がることができれば行えるため、ベッドから自力では立ち上がれない場合に、この移乗練習に切り替えることがあります。

また、こういった訓練の際には、安定して立てるリハビリ用の靴を用意します。加えて、麻痺や拘縮がある場合は、この段階から装具の利用も検討します（P97）。

車いすに移乗する

ベッドから車いすに自分で移乗できるようになると、行動範囲が広がる。
この動作は、ベッドからポータブルトイレへの移動のときにも応用できる。

1 車いすは健側に置く。ベッドの端に腰かけ、健側の手で車いすを引き寄せて遠い側のひじかけをつかむ。

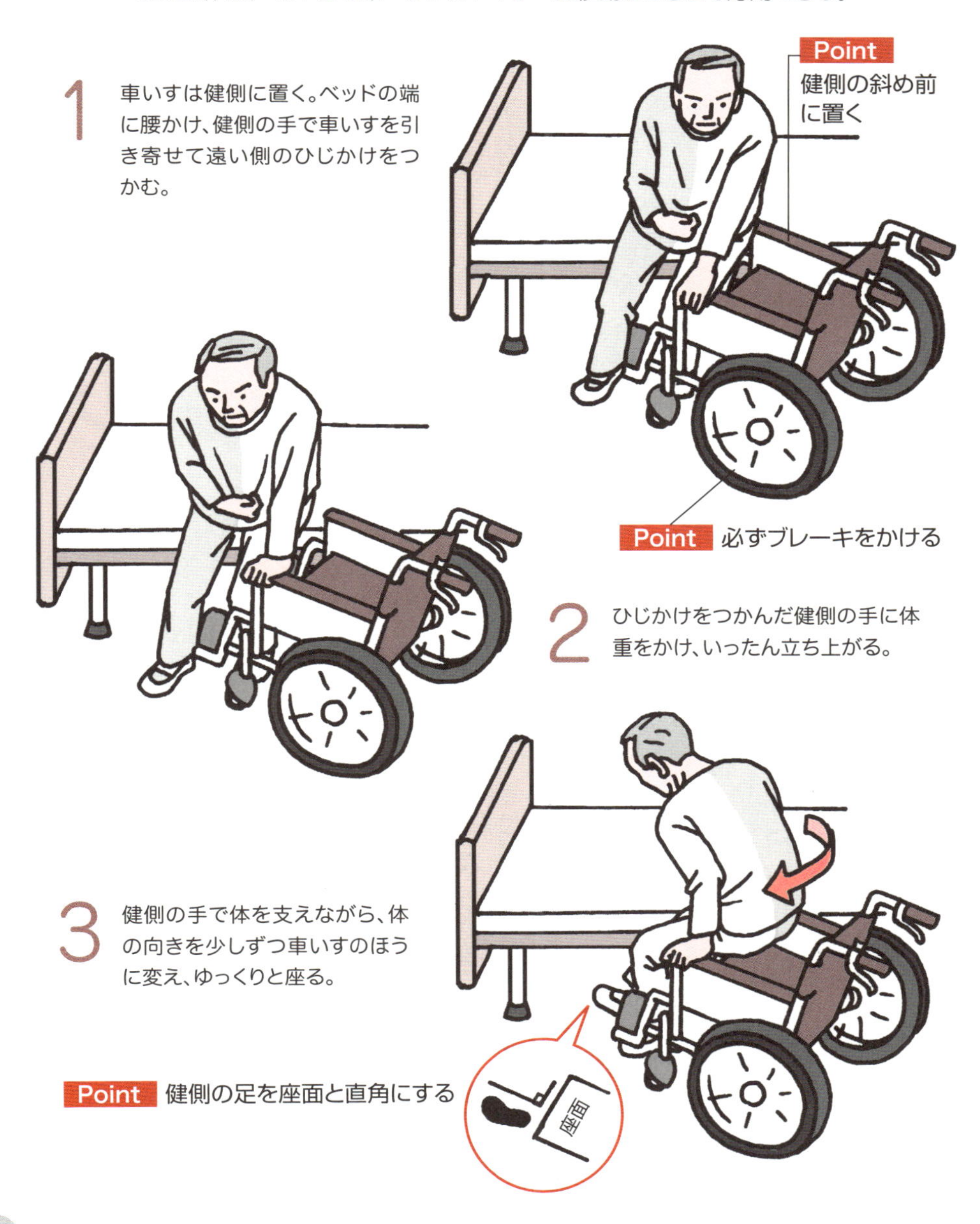
Point
健側の斜め前に置く
Point 必ずブレーキをかける
座面

2 ひじかけをつかんだ健側の手に体重をかけ、いったん立ち上がる。

3 健側の手で体を支えながら、体の向きを少しずつ車いすのほうに変え、ゆっくりと座る。

Point 健側の足を座面と直角にする

回復期❶ 集中的なリハビリで、機能回復をはかる

回復期のリハビリを行える期間には上限がある

回復期のリハビリは、脳梗塞の発症から3～6か月くらいまで行われます。急性期の病院から回復期のリハビリテーション病院に移って行いますが、原則、発症から2か月以内に移る必要があり（P80）、転院時の患者さんの病状には個人差があります。歩ける人がいる一方で、ベッドから起き上がれない人も少なくありません。

また、回復期の病院はリハビリの期間に上限が設定されています。**脳梗塞などの脳血管疾患は最大150日、高次脳機能障害を伴う場合は最大180日**です。それもふまえて治療計画を立て、退院に向けてリハビリを行います。3か月*かからず退院できる場合もあれば、重症の患者さんで、半年ほどリハビリを続ける場合もあります。

障害された機能を最大限に回復させる

回復期のリハビリは、急性期と同様に多職種の専門家が連携しながら(P82)、より専門的なリハビリを集中的に行うことで、機能を最大限に回復させていきます。

リハビリの内容は主に、歩行や衣服の着脱、食事など、生活に必要な動作が自力でできるようになることを目指しての訓練です。

このとき、障害された部分の回復を目指すだけでなく、逆に**障害されていない部分の能力を伸ばすことにより、できなくなった動作を補う**というアプローチもあります。たとえば、半身が麻痺して動かないなら、健側の足に体重をかけてバランスをとる、健側の手で服を脱ぐなど、動かせる側を積極的にトレーニングします。

どんなアプローチを用いるかは、患者さんの状態だけではなく、性格も考慮しながら選択します。

＊原宿リハビリテーション病院の場合、全332床で、整形疾患と脳血管疾患を含めて平均80日ほど。

回復期の病院への入院～退院までの流れ

※原宿リハビリテーション病院の例を参考に作成。

急性期の病院から転院

入院した時点で、担当の医師、看護師、理学療法士などのリハビリスタッフ、医療ソーシャルワーカーが、患者さんとともに治療計画についての話し合いをする。

問診・検査（2～3日）

患者さんの全体像を把握し、治療計画を立てる

問診や検査を通して患者さんの病状、機能障害の程度などをチェックする。また、病気になる前はどんな暮らしや仕事をしていたか、今後どのような生活をしていきたいかなども、会話を通じて把握し、治療計画を立てる。

- **障害の程度**（P84）
- **これまでの生活、家族関係、地域とのつながり**
- **今後の生活に対する希望、目標**

リハビリを開始

治療計画をもとにリハビリを開始する。回復期のリハビリテーション病院では、1日に最大で計3時間のリハビリを受ける。

例

- **歩行訓練（理学療法）** ⇒P96～101
- **日常動作の訓練（作業療法）** ⇒P102～109
- **言葉や嚥下（えんげ）の訓練** ⇒P110～116

リハビリ（3～6か月）

月1回の面談で状況を確認しながら進めていく

初回は入院から1週間～10日後、それ以降は月に1回のペースで、患者さんやその家族、そして担当スタッフ全員が参加して面談を行う。リハビリの進捗を報告・評価して、退院の見通しを立てていく。

- **リハビリ内容の調整**
- **スタッフ間での情報の共有**
- **退院時期や退院先の調整** ⇒P117～119、124～128

退院

患者さん本人の病状や回復に合わせてリハビリを続け、3～6か月ほどで退院となる。自宅に戻るか、介護保険施設や有料老人ホームなどに移る。

回復期❷ 立つ、歩くなどの基本動作を訓練する

できるだけ最初から歩行訓練に入る

立つ、歩くといった基本動作のリハビリは、理学療法士が指導します。近年の脳梗塞のリハビリの傾向として、患者さんの病態が安定している場合、**座る↓立つ↓歩くと段階をふんで進めるよりも、最初から歩行訓練に入ることが主流**となっています。

脳梗塞によって脳細胞が障害されると、それとは別の部分の脳細胞が、失った機能を補うために働き始めます。**早い段階からハイレベルな訓練をしたほうが、こうした脳の働きが促され、機能の回復効果が高まる**のです。

歩行訓練は、体を支えながら足を出すため、体幹のトレーニングにつながります。それは同時に、座位や立位を保つ訓練になるなど、複数の機能回復が期待できます。

並行して、左図のような**座位を**

座位を保つ訓練

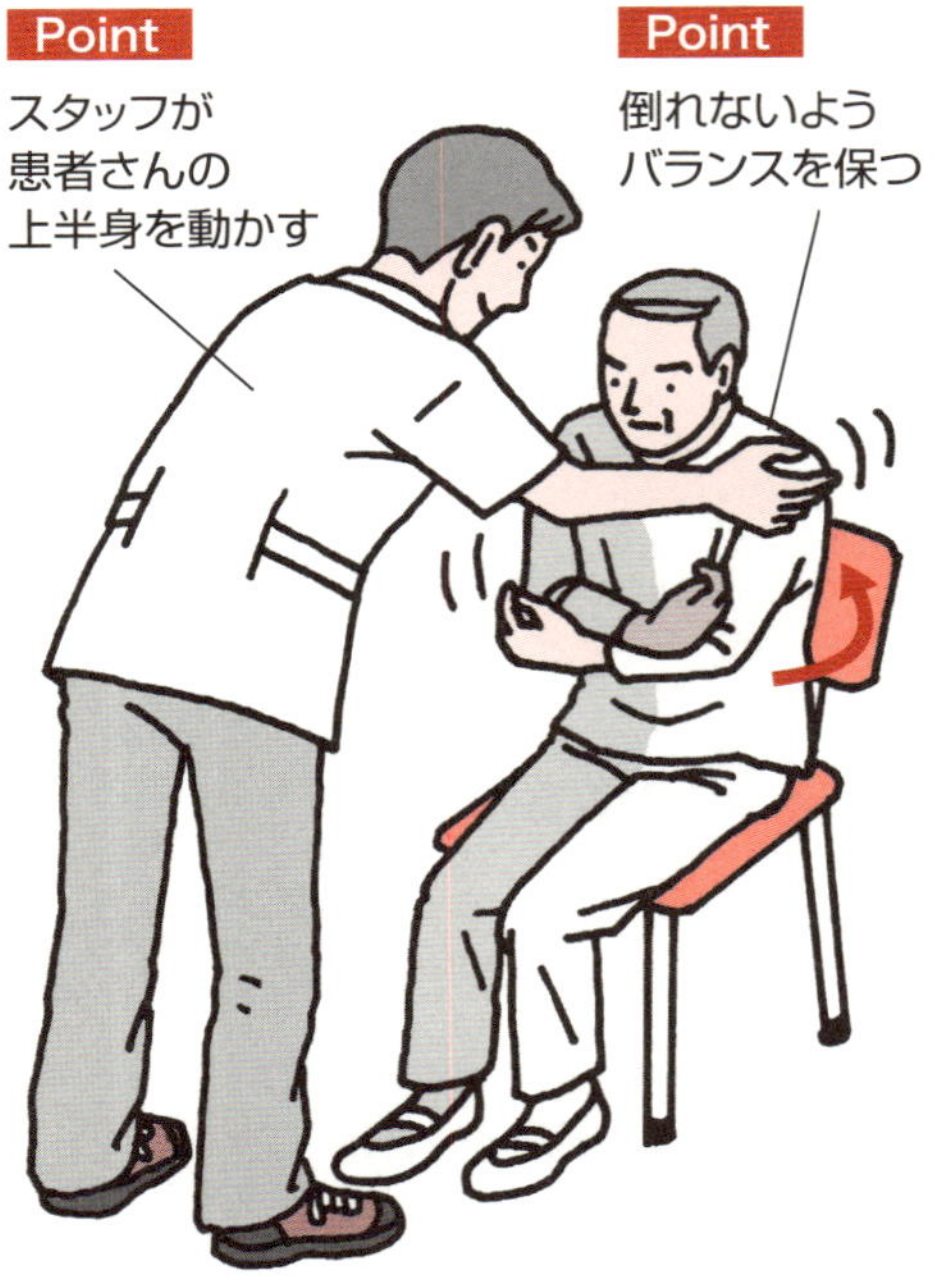

Point
スタッフが
患者さんの
上半身を動かす

Point
倒れないよう
バランスを保つ

スタッフが、いすに座った患者さんの肩をそっと押して左右に動かしたり、回旋させたりしてバランスを崩し、患者さんはそれに耐える訓練。お尻の筋肉や体幹のトレーニングになり、座位をしっかり保てるようになる。

自分に合う装具を処方してもらう

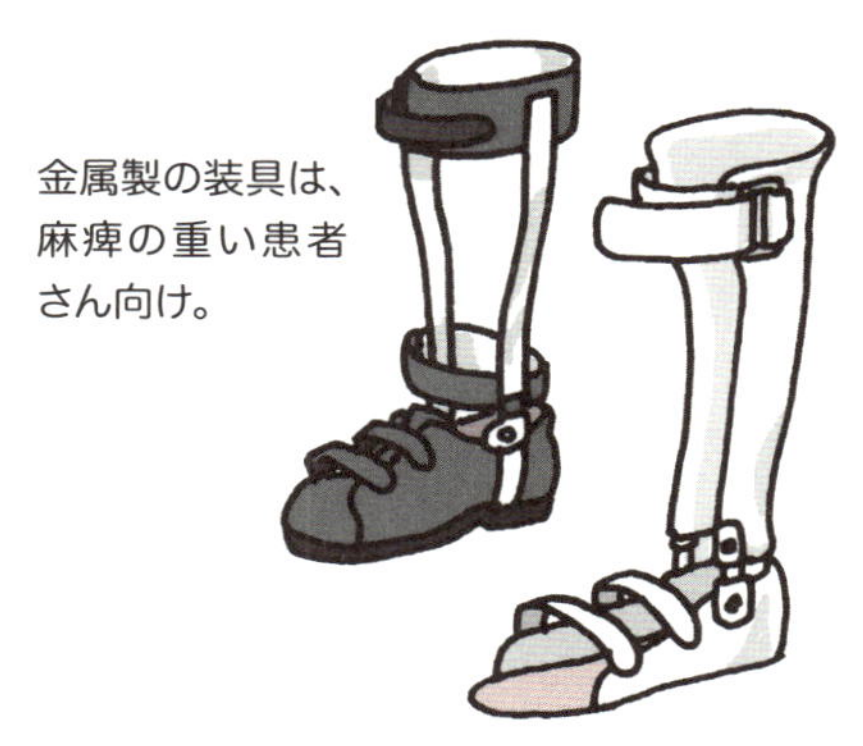

金属製の装具は、麻痺の重い患者さん向け。

プラスチック製のものは、比較的麻痺の軽い患者さんに利用されることが多い。

麻痺がある側の足に装具をつけ、支える

麻痺によって足の関節に拘縮(こうしゅく)があるなど、体重をのせにくい場合は、バランスをとれるように装具をつけて支える。ひざを覆うようにして支えるタイプや、ひざ下から支えるタイプ、金属製やプラスチック製などさまざま。

! 上肢の麻痺にはアームスリングなどを使う

麻痺側の腕の重みで肩関節がずれないよう、腕を支えて固定する装具(アームスリング)をつける。首から腕を吊るタイプ(左)や吊らないタイプ(右)があり、後者が一般的になってきている。

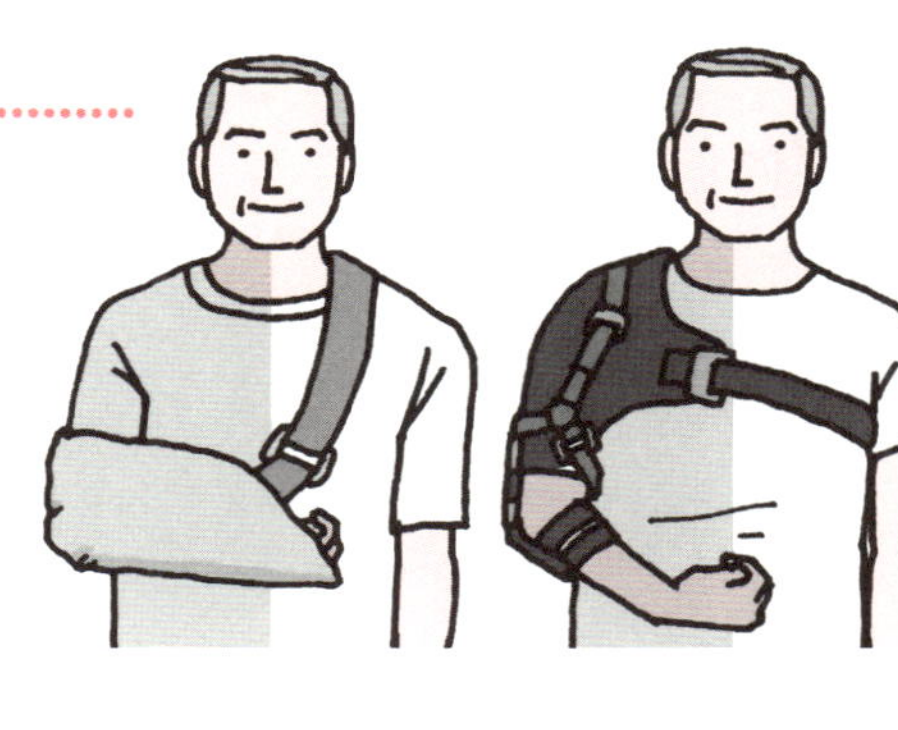

保つ訓練や、同じ要領で、**立った状態でバランスを保つ訓練**も行うと効果的です。病態が安定せず、段階的なリハビリが必要な患者さんの場合は、これらの訓練から始めることもあります。

麻痺がある場合は装具をつけて歩く

歩行訓練が重要なことは前述のとおりですが、麻痺(まひ)などで足の関節に力が入らないという患者さんの場合は、体を支えられるように装具を利用します。

病院の備品を使うこともありますが、**医師に相談すれば、自分に適したものを処方してもらえます。**基本的には退院後も使い続けていくものなので、早めに購入したほうがよいでしょう。

歩行訓練❶ 立ち上がる

最初は手すりなどにつかまって行う。慣れたら手すりを使わず、健側の手をひざにつき、バランスをとりながら立ち上がる。畳や床に座った状態からの立ち上がりも練習する。

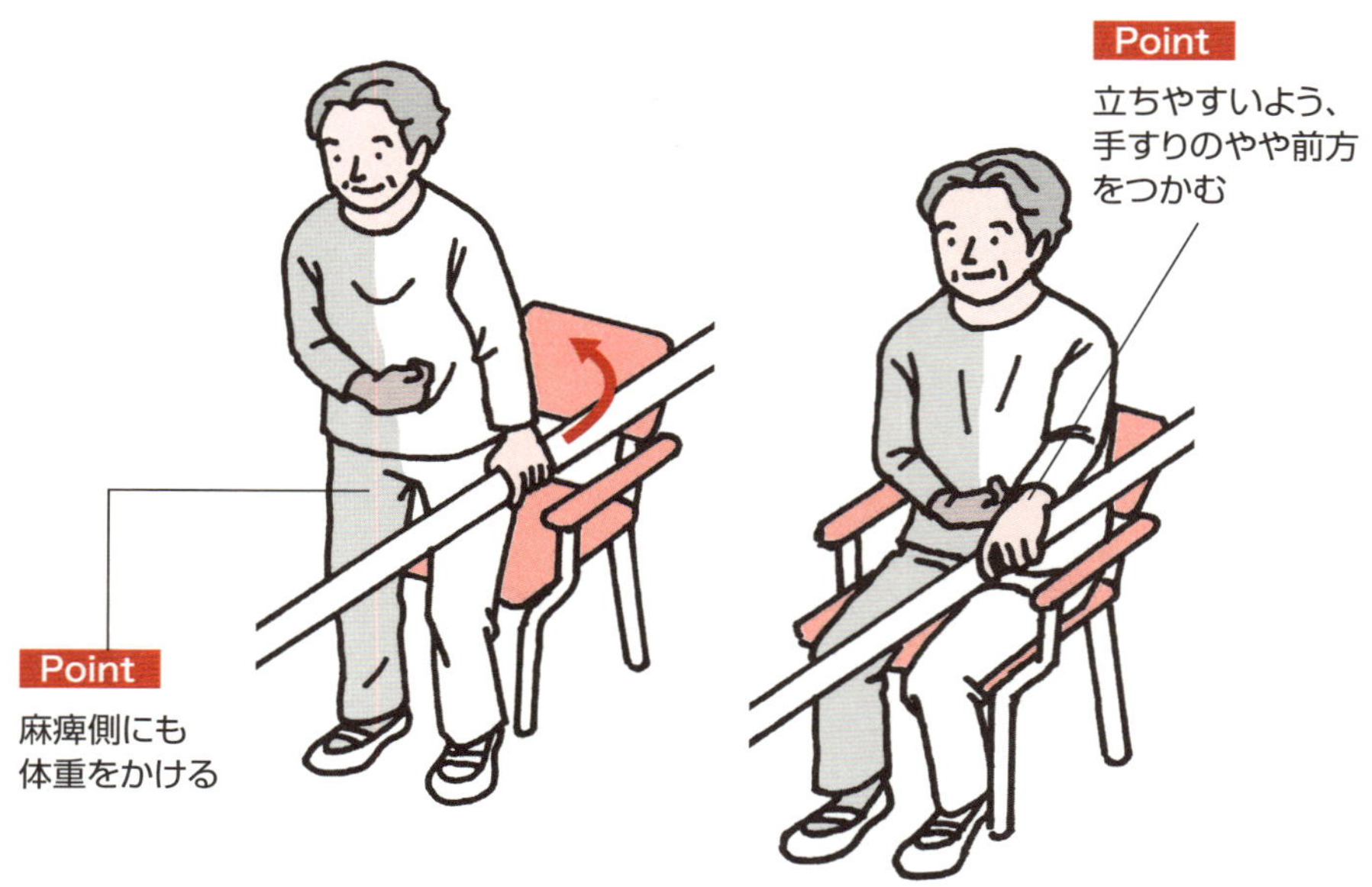

Point
立ちやすいよう、手すりのやや前方をつかむ
Point
麻痺側にも体重をかける

1 いすに座り、健側の手で手すりをつかむ。

2 上半身を少しかがめ、頭をやや前に出し、両足に力を入れてゆっくりと立ち上がる。

ウォーミングアップを兼ねて立ち上がりの練習から

歩行訓練を始める前には、関節の可動域を広げるためにストレッチを行います。さらに**準備運動として、立ち上がりやステップの練習を行ってから、実際に歩く練習（P100）に入ります。**

高次脳機能障害による注意障害がある患者さんの場合、歩行中に周囲に気を取られて転びやすい傾向があります。患者さんの注意がそれないよう、理学療法士が環境を整えながら訓練します。

また、階段の上り下りも練習します。階段では、健側の足で支えられるように、上るときは健側の足から、下りるときは麻痺側の足から踏み出します。

歩行訓練❷ 足を踏み出す

麻痺側の足でも体重を支えて歩けるよう、前方への踏み出し（ステップ）を練習する。
スムーズに足を踏み出せるようになれば、転倒予防にもつながる。

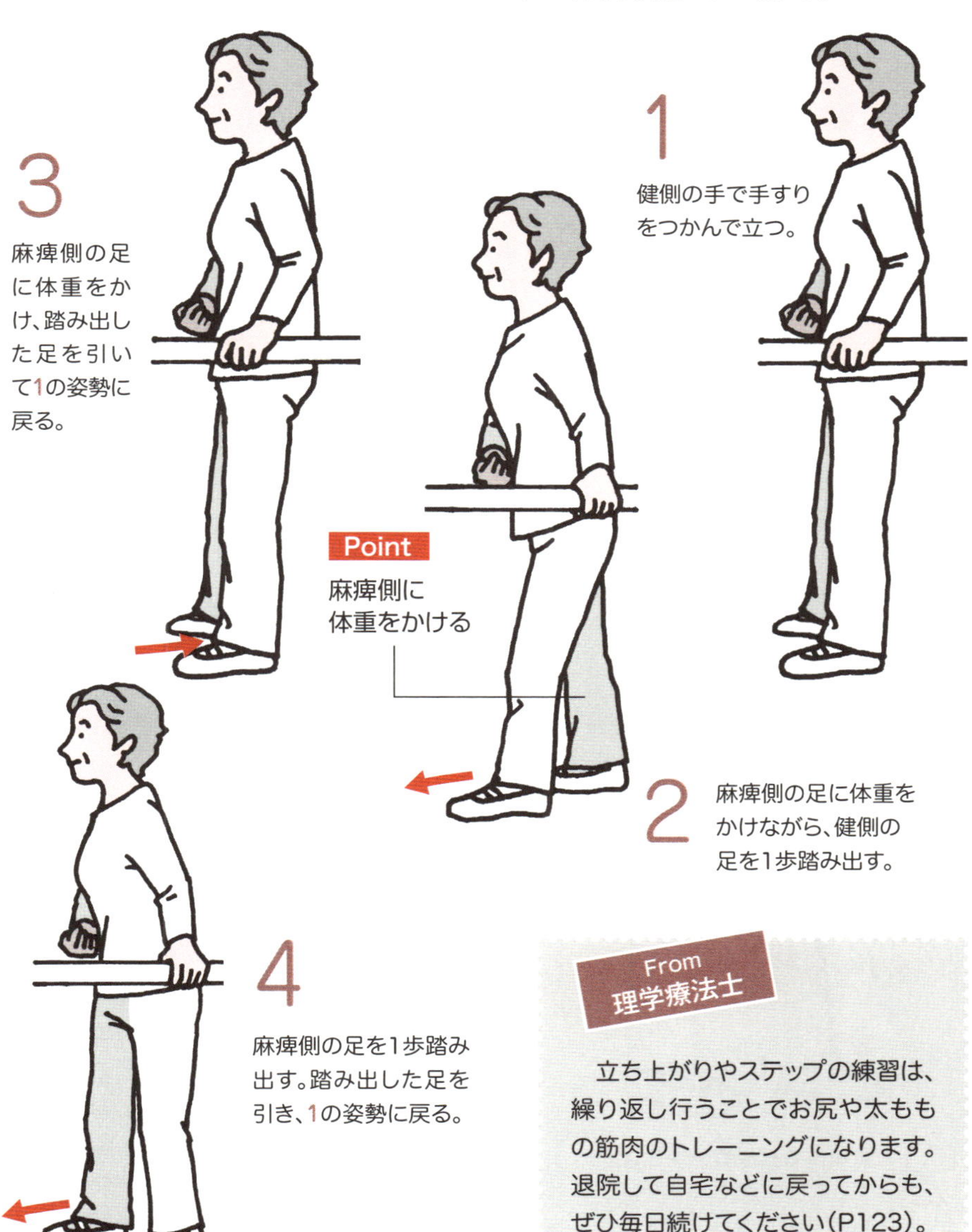

1
健側の手で手すりをつかんで立つ。
2
麻痺側の足に体重をかけながら、健側の足を1歩踏み出す。
Point
麻痺側に体重をかける
3
麻痺側の足に体重をかけ、踏み出した足を引いて1の姿勢に戻る。
4
麻痺側の足を1歩踏み出す。踏み出した足を引き、1の姿勢に戻る。

From 理学療法士

立ち上がりやステップの練習は、繰り返し行うことでお尻や太ももの筋肉のトレーニングになります。退院して自宅などに戻ってからも、ぜひ毎日続けてください（P123）。

歩行訓練❸　手すりを使って歩く

まずは手すりを伝って歩く練習から入ることが多い。手すりをつかむ→健側の足を出す→麻痺側の足を出す、という「3動作歩行」で、足を交互に前に出して歩く。

徐々に歩く距離を伸ばしていく

1

健側の手で手すりをつかんで立つ。その手をやや前方にすべらせて手すりを握り直し、上体を支えながら、健側の足を前に出す。

Point

最初に手すりをつかむ

Point

健側の足を前に出す

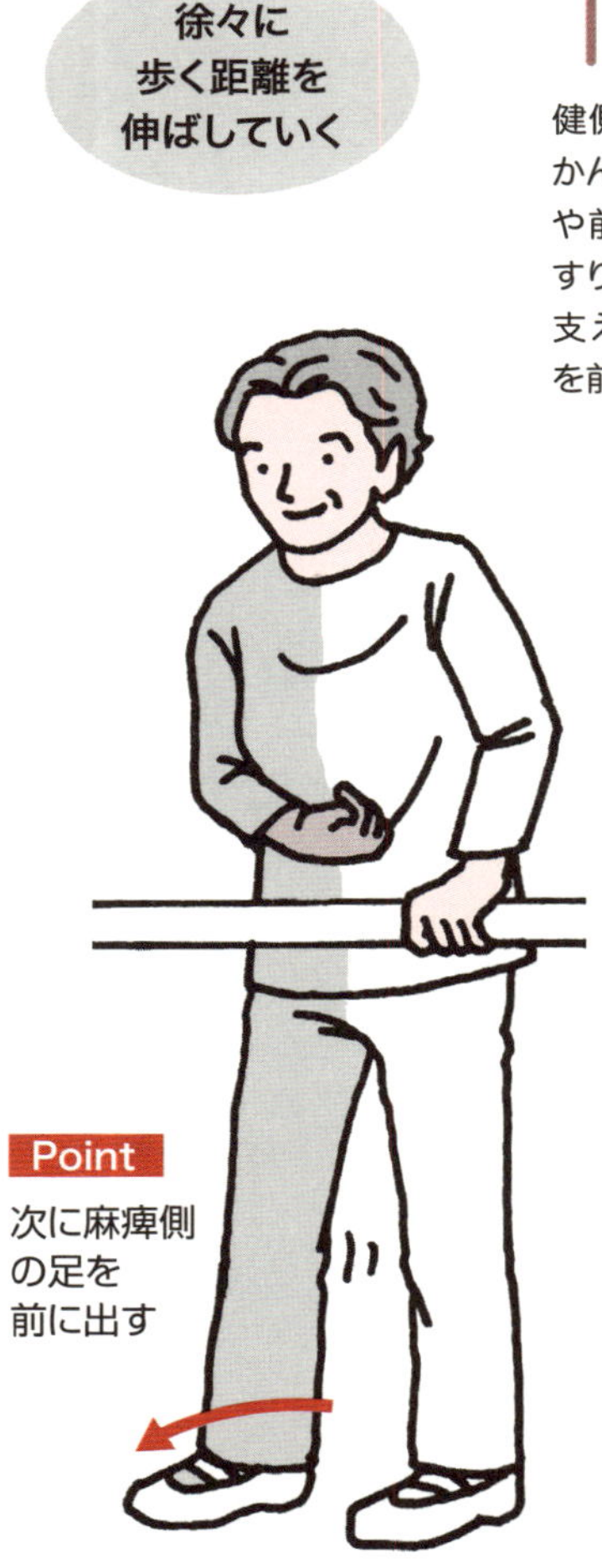

2

麻痺側の足を健側の足より前に出す。慣れるまでは1～2を繰り返し、1歩ずつゆっくりと進む。

From 理学療法士

体に障害を負ったという事実は、患者さんにとって非常にショックなことだと思います。たとえ、まったく元どおりにはなれなくても、これからどのように生活していくかを考え、工夫することはできます。リハビリはそのための第一歩。ここからまた新しい人生が始まるのだと思って、前向きに取り組んでいきましょう。

歩行訓練❹　杖を使って歩く

手すりの代わりに杖を使って歩く練習をする。実用的な歩行練習のため、手すりと異なり、杖を前につく→麻痺側の足を出す→健側の足を出すという手順で、足を交互に踏み出す。

1

健側の手で杖を握って立つ。

Point

杖のグリップは人差し指と中指で握る

2

杖を両足より1歩前につく。

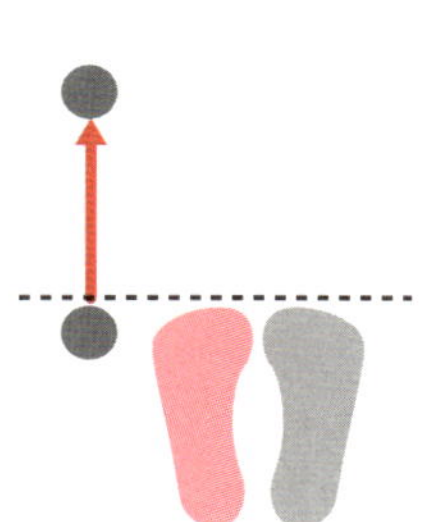

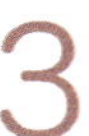

3

杖で上体を支えながら、麻痺側の足を1歩前に出す。

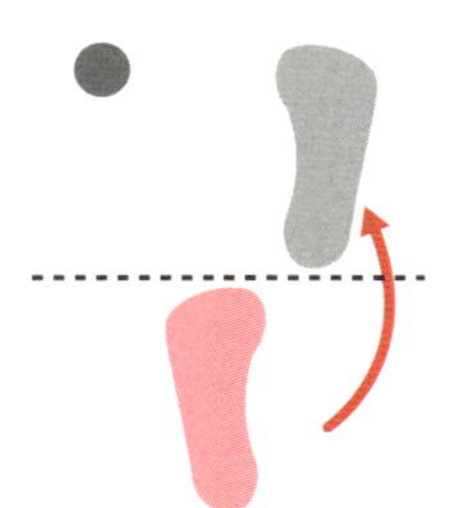

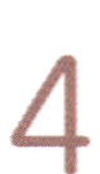

4

健側の足を麻痺側の足より前に出す。2～4を繰り返してゆっくりと進む。

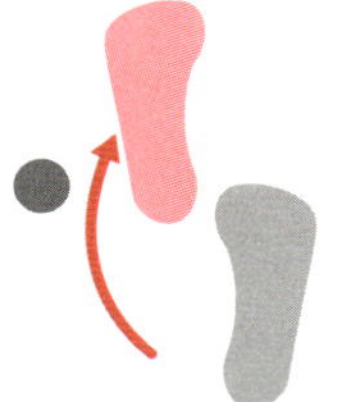

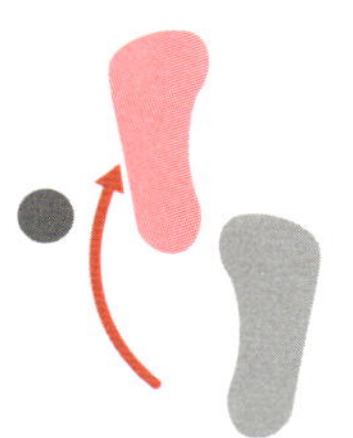

慣れてきたら、手すりも杖も使わずにどんどん歩く

足に装具をつけ、後ろから理学療法士に支えてもらいながら積極的に歩く練習をする。負荷が大きいぶん、機能回復の効果も高く、患者さんの状態に合わせて早期から行われる。

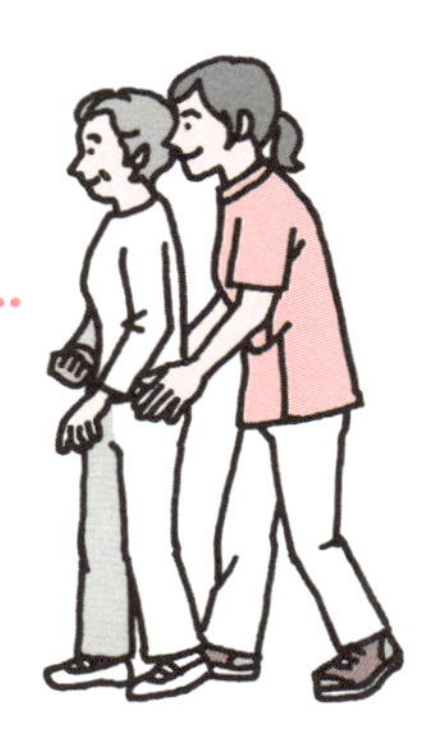

回復期③

着替えやトイレなど日常的な動作を訓練する

セルフケアの部分は、作業療法で訓練する

腕や手指を使うこまかな動作は、食事をする、文字を書く、衣服を脱ぎ着するなど、日常生活のあらゆる場面で欠かすことができません。作業療法では、実際にそういった〝作業〟をしながら、一つひとつの動作の感覚を取り戻し、**身の回りのことが自分でできるようになるための訓練が行われます。**

理学療法と似ているところもありますが、理学療法では主に歩行など、下肢を中心とする訓練のほか、「立位や座位を保てるよう体幹や筋力を鍛え、バランスをとる」ために訓練をします。一方、作業療法はその応用として、**「立位や座位を保ちながら作業をする」**という、それぞれの生活場面に沿った複合的な動作を練習します。

上肢を中心に、まずは機能的なリハビリを行う

患者さんの障害の程度によりますが、まずは、手指や腕の機能を取り戻すためのリハビリを行っていきます。たとえば、麻痺(まひ)などでまったく手が動かないような人の場合、ベッドサイドで筋肉を収縮させる動作から始め、少し麻痺の改善がみられるようになったら、座った姿勢のまま道具などを使う訓練に移行します。左ページのほか、ひもを結ぶ、手芸や木工をするなど**作業のバリエーションはさまざま**です。麻痺の回復の程度に合わせて、リハビリの内容を少しずつ高度なものに変えていきます。

根気よく続けることで、指がぴくりとも動かなかった人が、少しずつ握ったり開いたりできるようになるなど、効果が現れてきます。ある程度動かせるようになったら、着替えやトイレ、入浴、食事など、実際の生活場面での練習に応用していきます。

回復に合わせてステップアップする

肩を
上げ下げする

手のひらを
グーパーさせる

ひじを
曲げ伸ばしする

麻痺などで動きにくい部位を動かす

麻痺が強い患者さんの場合、肩や腕などがうまく上がらなかったり、関節を曲げられなかったりする。動きにくい部分を少しずつ動かす練習から始める。

ステップアップ

大きなものをつかんで動かす動作を練習する

だんだん動くようになってきたら、リーチ動作といって、腕を伸ばしてものを取る、ものをつかんで移動させるという複合的な動作の練習をする。最初は大きくつかみやすいものを使い、徐々にお手玉など小さなものに変えていく。

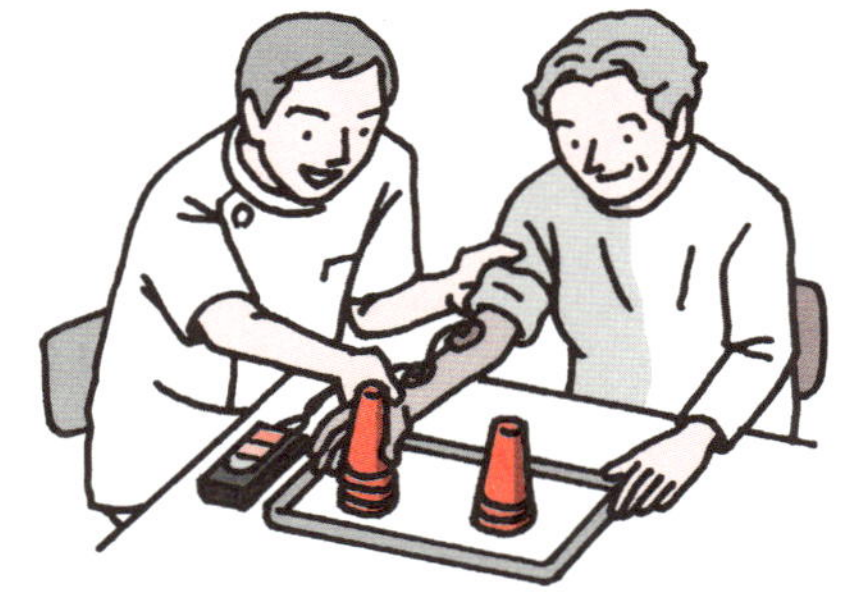

筋肉の収縮が弱くてうまく握れない人は、低周波の電気刺激で、筋肉の収縮を促しながら行うこともある。

ステップアップ

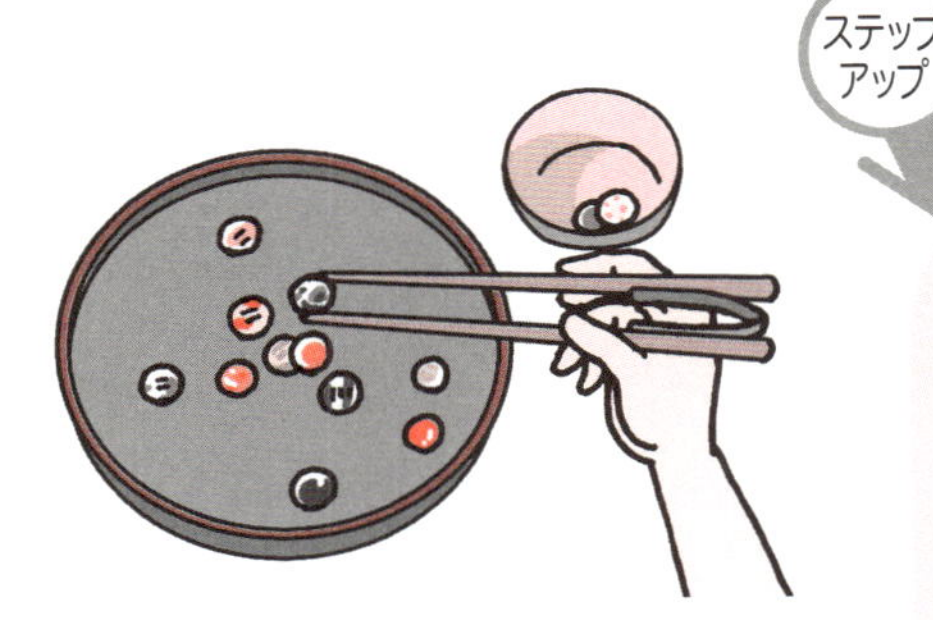

最初は持ちやすい形状のものや、バネなどの補助機能がついた箸を使い、徐々にふだん使う箸に近づける。つまむ対象も小さなものへと変えていく。

指先などのこまかい動作を練習する

上肢の機能が回復してくるのに伴い、指先などこまかい部分を動かす高度な練習もできるようになってくる。また、箸やスプーンを使った指先の訓練は、食事の訓練にもつながる。

ADLの訓練で生活の質を高める

作業療法では、機能的なリハビリと並行して、生活で必要となるADL（日常生活動作）の訓練を行います。基本的には、まず「何を自分でできるようになりたいか」という患者さんの希望を作業療法士が汲み取り、そこから取り組んでいきます。

今までは考えなくても自然にできていたことが、麻痺などの障害を負ったことによって、一つひとつの動作が難しくなります。着替え一つをとっても、どちらの袖から腕を通せばいいのか、脱ぐときはどちらの腕からだと脱ぎやすいのかなど、コツが必要になってきます。訓練によってそれらをしっかり身につけることで、退院後の生活の質を高めます。

作業療法士の手本を見ながら実際の動作を練習する

訓練の際は、実際に作業療法士が目の前で手本を見せて、患者さんにアドバイスをします。上着を1枚着替えてみたり、浴室で浴槽のまたぎ方を指導したり、顔を洗う、歯を磨くといった動作を一緒に行ったりします。

患者さんはそれを見て、**障害がある部分をどのように動かすか、障害がない健側（けんそく）の手足はどうするか**などを覚え、練習していきます。特に、片（かた）麻痺がある患者さんの場合、健側でどのように体を支えるか、麻痺側（そく）ができない部分をどうやってフォローするかがポイントになります。利き手に麻痺などがある場合は、利き手交換の訓練を行うこともあります（P108）。

退院後にどんな生活を送りたいのかという具体的なイメージを、作業療法士と共有しながら訓練を続けていきます。

From 作業療法士

退院後の生活を考えたとき、場合によっては家の改修が必要になるかもしれません（P117）。ただ、お金をかけずにできる工夫やアイディアも、作業療法士はたくさん持っています。「こういう場面ではどうしたらいいか」「こんなときは何を使ったらいいか」など、気になることや不便なことがあれば、遠慮せずに相談してください。

生活動作の訓練❶　着替え

麻痺のないほうの手を使って着替えられるよう練習する

健側の手をメインに使い、補助として麻痺側の手を使うようにする。健側から先に袖を通すと着替えにくいので、先に麻痺側から袖を通すようにするのがポイント。また、着やすい服（右下ポイント）を選ぶなどの工夫も大切。

着替えの基本動作（前開きのシャツ）

1. 健側の手でシャツをつかみ、麻痺側の腕を袖に通す。
2. シャツを麻痺側の肩まで十分に引き上げる（イラスト参照）。
3. 健側の手を背中に回し、シャツをつかんでたぐり寄せ、健側の腕を袖に通す。
4. 肩口を整え、麻痺側で服の前身頃を押さえながら、健側の手でボタンをとめる。

※脱ぐときは、まずは麻痺側の肩だけ→健側の肩と腕→麻痺側の腕の順に脱ぐ。

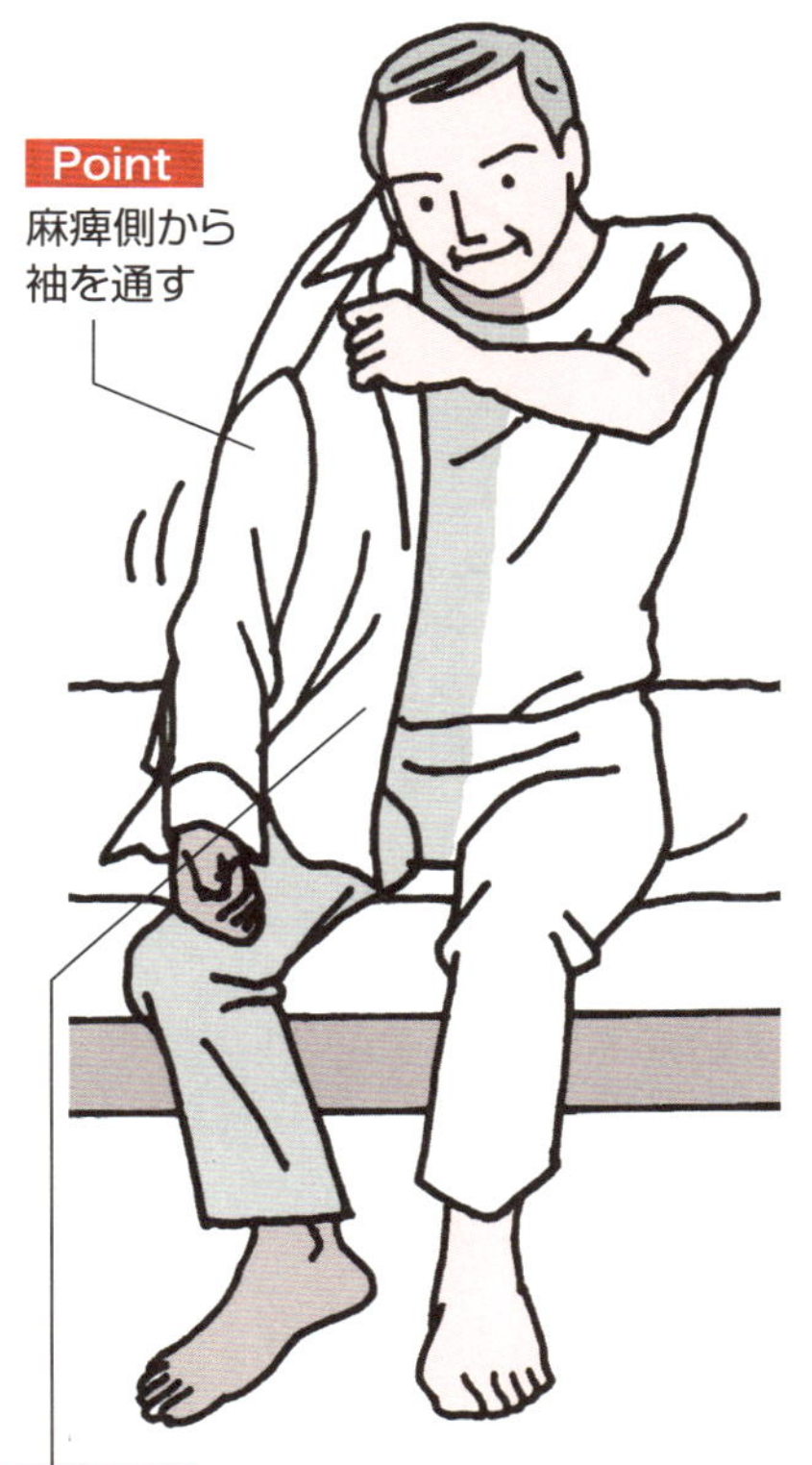

Point 着替えやすい服を選ぶ

- 被りシャツより前開きシャツがよい
- ボタンが大きいほうがとめやすい
- ホックや面テープでとめられる

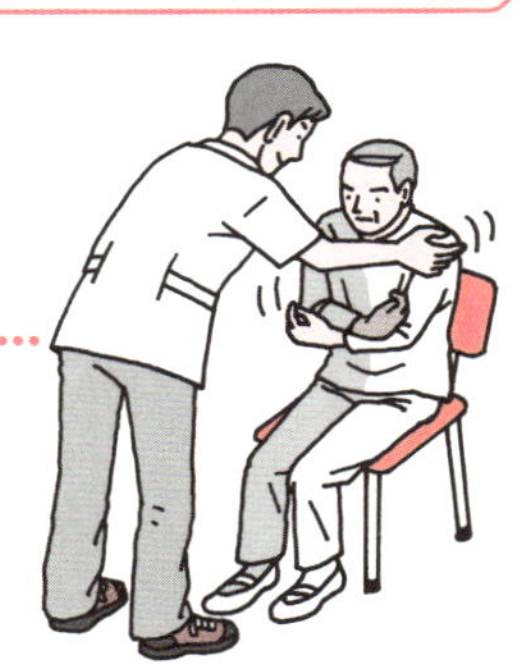

！座位を保持する訓練も並行して行う

座った状態でバランスをとれないと着替えられない。安定しないようなら、座位を保持する練習をしっかり行う（P96）。

生活動作の訓練❷　トイレ

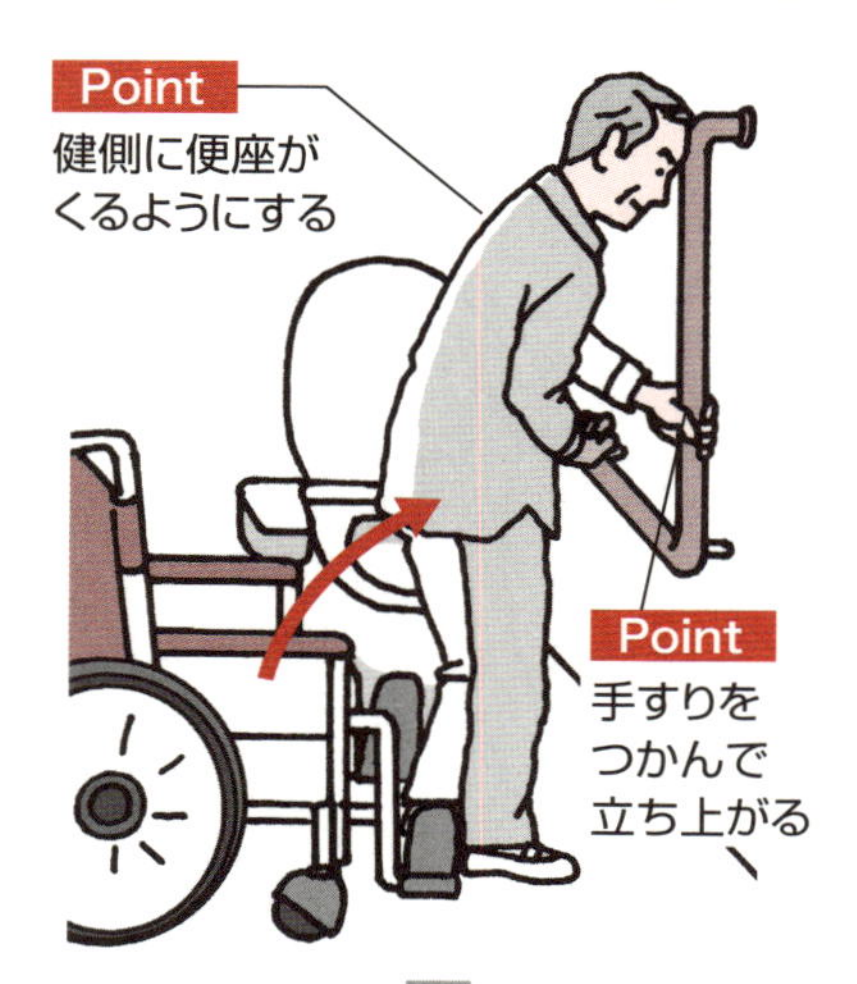
Point
健側に便座が
くるようにする
Point
手すりを
つかんで
立ち上がる

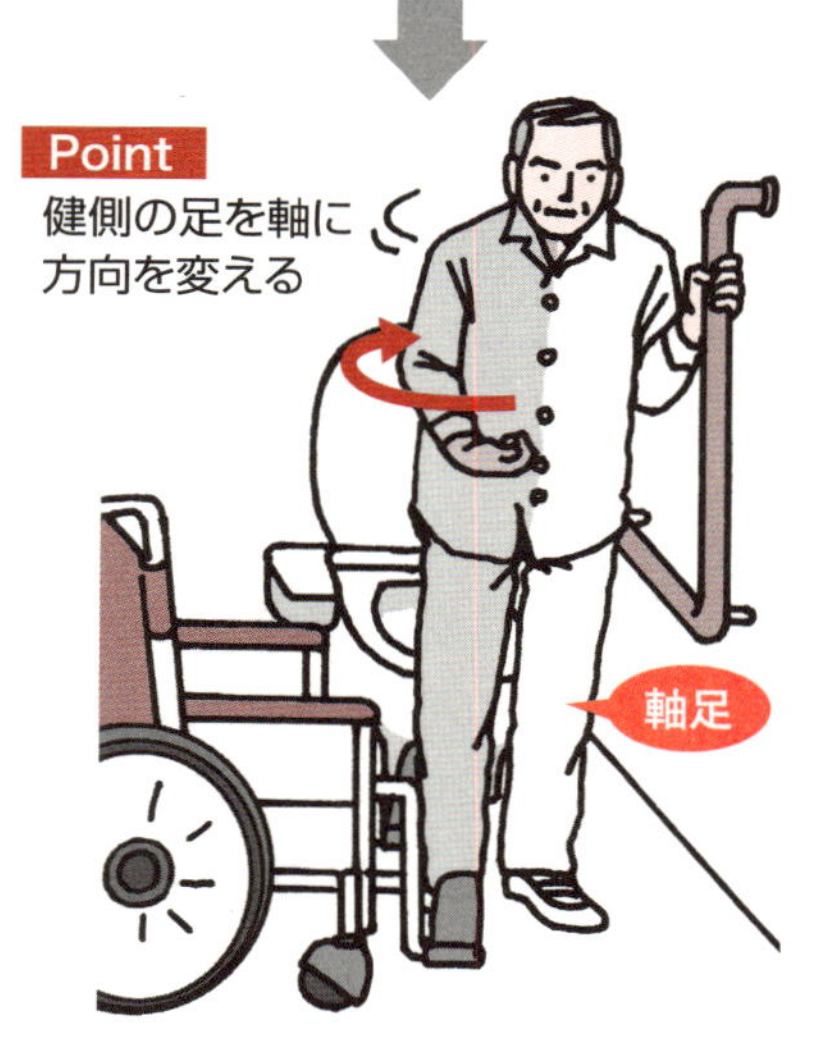
Point
健側の足を軸に
方向を変える
軸足

立つ→脱ぐ→座るという一連の動作を練習する

トイレでは、立つ、座るという動作に着替えの要素が加わる。また、「手すりを持たずに立ち、片手でズボンを上げ下げする」など、バランスが重要となる。車いすの場合、便座に移る際の転倒に注意が必要。一連の動作をスムーズに行えるよう練習する。

トイレの基本動作（車いすからの移乗）

1. 車いすで手すりの前まで行き、ブレーキをかける。このとき、健側に便座があると移りやすい。
2. 健側の手で手すりをつかんで立ち、便座が後ろにくるよう体の向きを変える（イラスト参照）。
3. 手すりから手を離し、立位を保ったまま、健側の手でズボンや下着をおろす。
4. 手すりをつかみ、便座に腰を下ろす。排泄後は、この逆の手順で車いすに戻る。

From 作業療法士

トイレは、患者さんが特に「自分でできるようになりたい」と思う生活動作の一つで、比較的早期から介入します。片手でのズボンの上げ下げや、健側への力の入れ方のコツなど、丁寧に指導していきます。

生活動作の訓練❸ 入浴

浴槽への移動のしかたなどを練習する

浴室は転倒のリスクが高い場所。手すりを使った浴槽への移動のしかたや、浴槽のまたぎ方、体を洗うときの手の使い方など、患者さんの家の浴室を想定した入浴動作を練習する。

From 作業療法士

いちばん注意が必要なのは転倒です。浴室で転んでけがをし、再び入院するという患者さんは少なくありません。実際の指導では、福祉用具など実物を使いながら、安全な入浴動作を指導します。

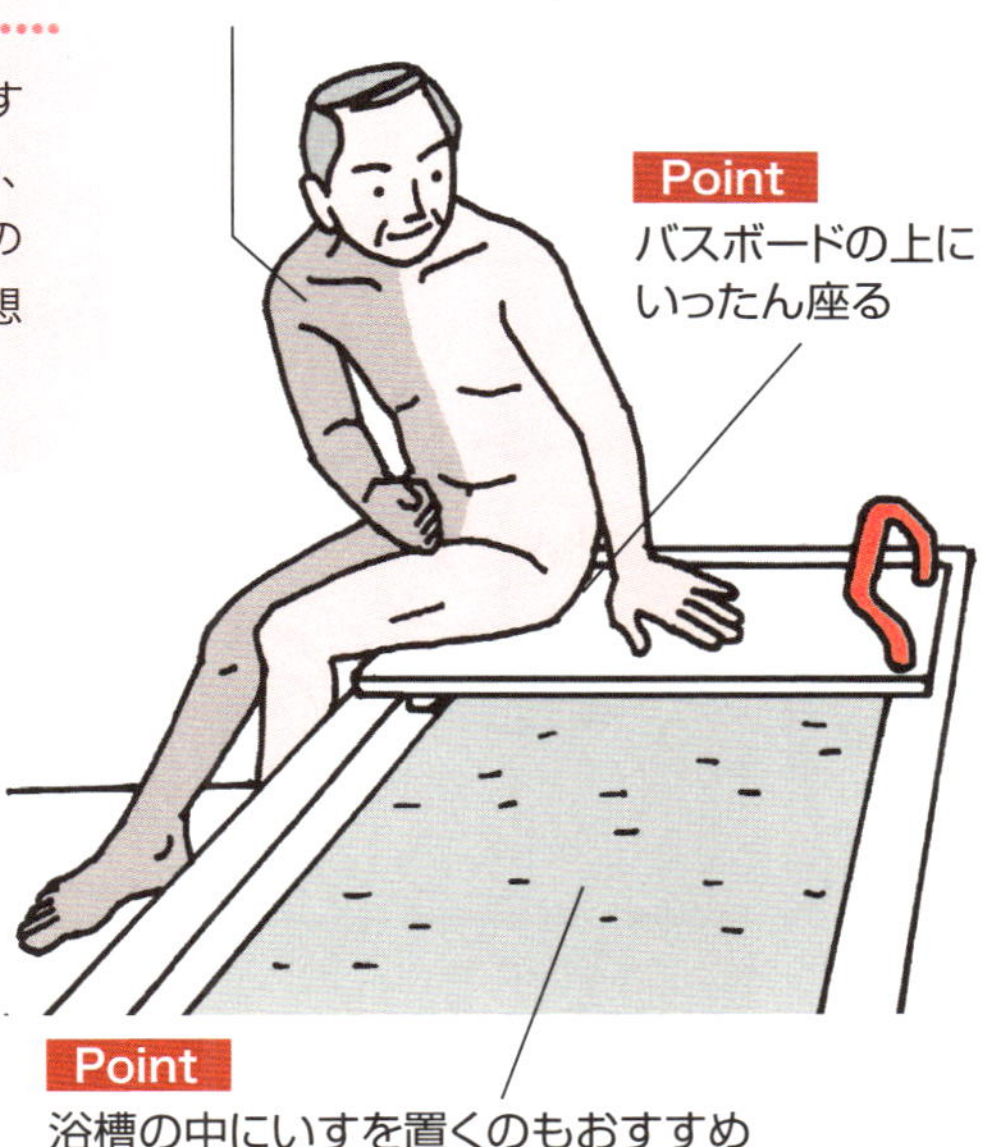
Point
入るときは健側から、
出るときは麻痺側から
Point
バスボードの上に
いったん座る
Point
浴槽の中にいすを置くのもおすすめ

⇒浴室の環境調整についてはP119へ

入浴の基本動作

浴槽に入るとき

1. バスボードの上に腰かける（イラスト参照）。
2. 先に健側の足を浴槽に入れる。次に、麻痺側の足を健側の手で持ち上げて入れる。
3. 手すりにつかまりながらゆっくりと腰を落とし、湯船につかる。

浴槽から出るとき

1. 手すりをつかんでゆっくり立ち上がり、バスボードの上に座る。
2. 健側の手で麻痺側の足を持ち上げ、浴槽から出す。次に、健側の足を出す。

生活動作の訓練❹　食事

すべり止めのマットを敷く

片手で食器を押さえにくい場合、食器を置いたまま食べることになるので、すべらないよう加工してあるマットを下に敷く。食器自体にすべり止めがついたものもある。

取っ手や飲み口が大きいカップを使う

取っ手が大きいものを使えば、指が曲がりにくくても手にかけて持てる。また、飲み口が大きく広いと飲みやすい。

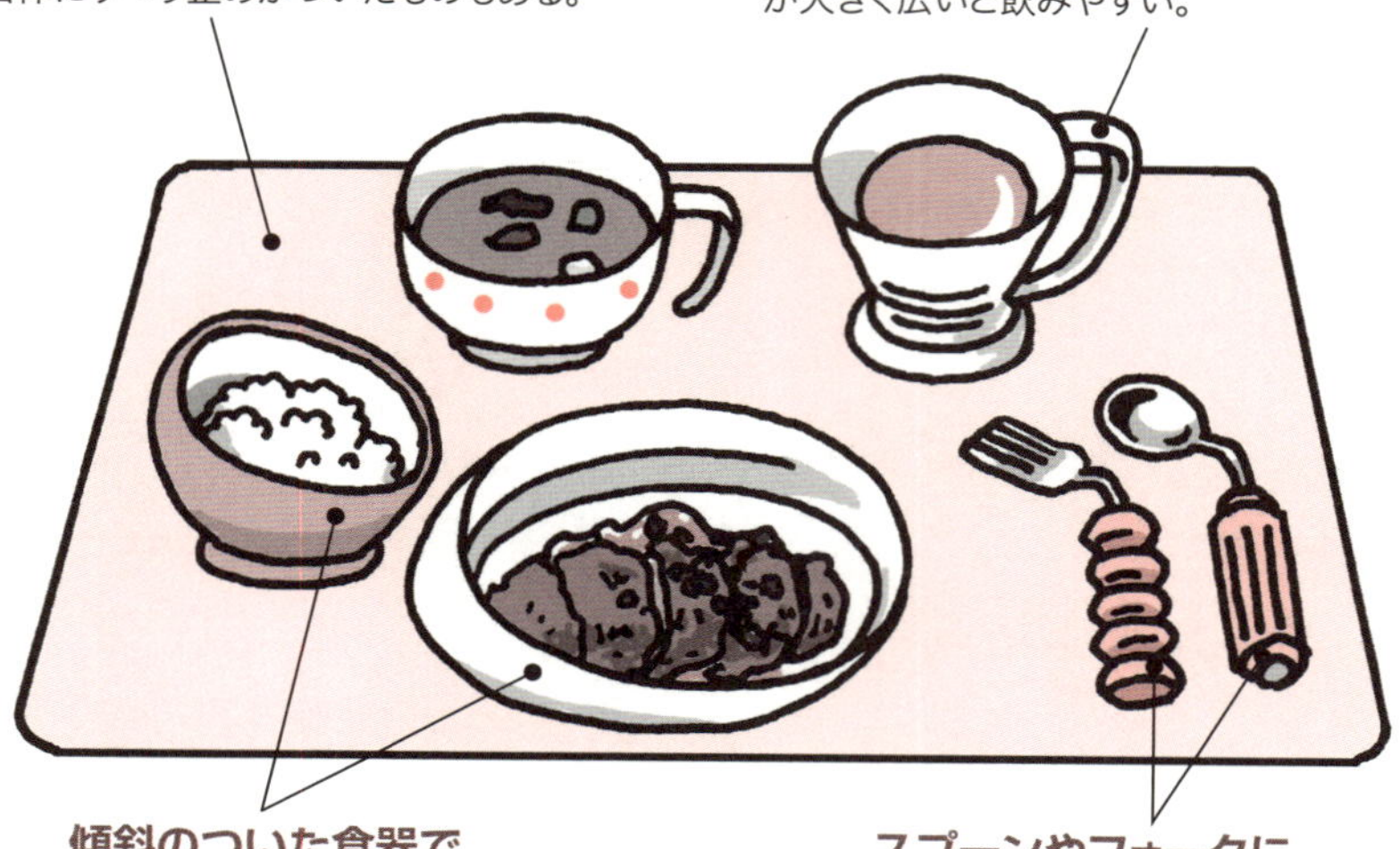

傾斜のついた食器で端に寄せやすくする

底面に傾斜をつけて片側の縁を高くした食器は、その縁に食べ物を寄せることで、片手だけですくいやすくなる。また、縁自体にも傾斜がついていると、すくい上げたり、箸でつかんだりするのが、より簡単になる。

スプーンやフォークにグリップをつける

握りやすいように、スプーンやフォークは柄が太いものを使う、あるいはグリップをつけて太くするとよい。また、イラストのように先に角度をつけているものは、手首をうまく曲げられない人に便利。

! 麻痺が強い場合は、利き手交換の訓練を行うことも

利き手に麻痺があり、かつ症状が重くて食器類を使えない場合は、利き手ではないほうで食事がとれるように訓練する。

毎日の食事そのものがリハビリになる

食事訓練は、指先のトレーニング（P103）はもちろん、1日3回の食事そのものがリハビリになる。上図のような自助具と呼ばれる食器類を使って練習する。嚥下障害があれば、言語聴覚士の指導が加わる（P116）。

必要に応じて、調理や買い物、運転などの訓練も行う

作業療法では、着替えやトイレ、入浴、食事といった自立した生活の根幹となる動作のほかに、下図のような訓練も行います。いずれも**退院後の生活において必要な動作**ばかりです。たとえば、家でふだん料理をする患者さんの場合は、けがをしないための調理器具の使い方を学ぶ必要があります。

また、病院によっては、和室や洋室などのシミュレーションルームを設置しているところもあります。患者さんが家では布団を敷いて寝ているということであれば、布団の上げ下げを練習したり、掃除機などを使った掃除のしかたを練習したりします。

そのほかの訓練

調理の訓練

麻痺や感覚障害があると、包丁がうまく持てない、切ったときの手ごたえがわからない、指を切ったりやけどをしても気付けないなど、けがにつながりやすい。片手での調理や、麻痺側の安全な使い方を練習する。

買い物の訓練

スタッフが付き添い、実際にスーパーマーケットなどに買い物に行く。家から店までの行き方、商品を取るときの動作やカートの使い方、レジでの支払い、荷物の持ち運びなどを練習する。

! 高次脳機能障害を伴う場合は、メモなどを活用する

遂行機能障害（P35）などで、段取りが組めなくなる人もいる。調理の手順や買うもののリストをメモし、それを見ながら実行する習慣をつける。

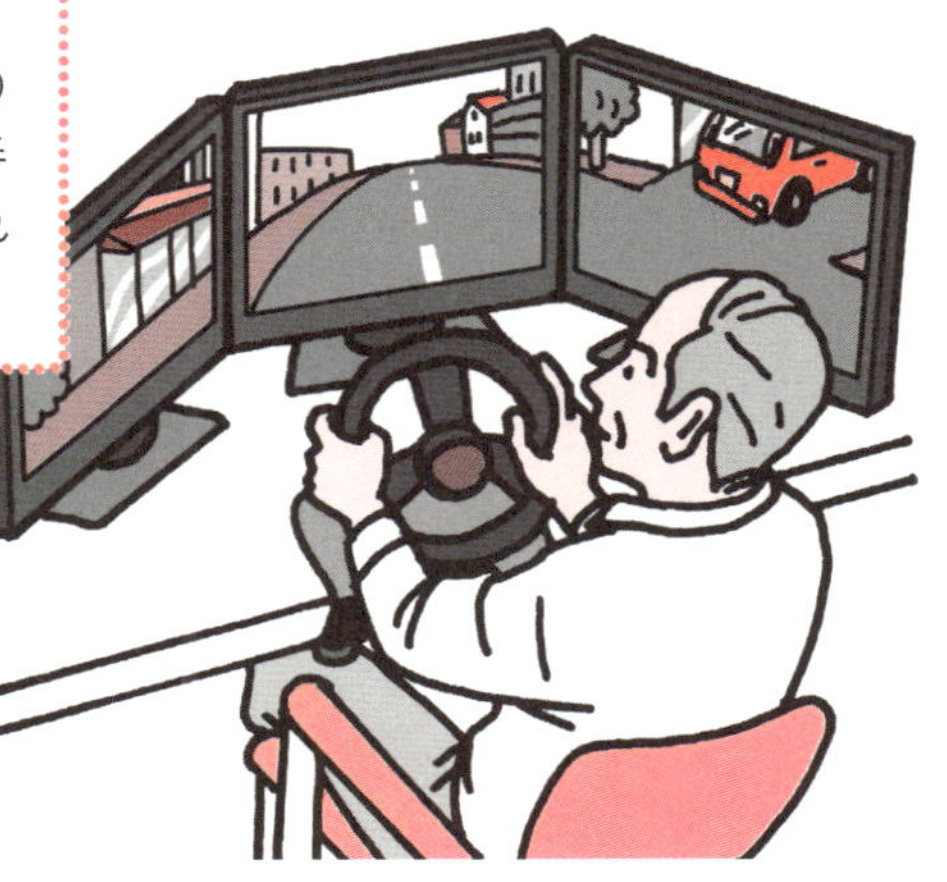

運転訓練

運転を再開したいという患者さんには、ドライブシミュレーターを使って運転の練習を行う。運転をしてよいかどうかの最終的な判断は、免許センターで受ける。

回復期❹ 言葉や飲み込みの動作を訓練する

口や、のどの筋肉、脳の言語領域が障害される

脳梗塞を起こした患者さんの中には、**言語障害**や**嚥下障害**を伴う人もいます。これらは比較的、後遺症として残りやすい症状です。

言語障害には、ろれつが回らず正しい発音ができなくなる**「構音障害」**（P33）と、脳の言語領域が損傷したため、聴く、話す、読む、書くといった機能が障害されてうまく話せなくなる**「失語症」**（P35）があります。**前者は舌や唇、のどなどの筋肉に麻痺が起こることで生じる**場合が多く、**後者は高次脳機能障害の一つ**です。

そして嚥下障害は、構音障害とともに生じることが多くみられます。話すときに使う筋肉と、飲み込むときに使う筋肉は、共通する部分が多いためです（P34）。

言葉や飲み込みのリハビリは言語聴覚士が担当する

いずれの障害も、主に**言語聴覚士（ST）**がリハビリを担当します。言語聴覚士は、言葉と聴こえ、そして摂食・嚥下のリハビリを専門とするセラピストです。

リハビリを行う前には、患者さんの言語機能や嚥下機能がどのように障害されているのか、左ページのような検査を通して確認してから訓練の計画を立てます。特に、失語症がある患者さんの場合、**言語機能の検査結果は、運動療法や作業療法を行ううえでも重要**です。患者さんが自分の言いたいことをどのくらい言えるか、スタッフの指示をどのくらい理解できるかにより、リハビリの進捗が大きく左右されるからです。

検査結果から、どういう伝え方をすれば患者さんが理解でき、スムーズにリハビリを進められるかを言語聴覚士が考え、各スタッフと共有していきます。

言語機能や嚥下障害を評価する検査

言語機能を評価する

失語症の検査

WAB失語症検査

失語症の程度を点数で評価する。得点から、ブローカ失語（運動性失語）、ウェルニッケ失語（感覚性失語）など、失語症のタイプもわかる（P35）。

SLTA標準失語症検査

日本における失語症の代表的な検査。26の項目から構成され、「聴く」「話す」「読む」「書く」「計算」のレベルを6段階で評価する。

構音障害の検査

AMSD標準ディサースリア検査

構音障害の総合的な検査法。「口腔内の状況」「呼吸機能」「発声機能」など大きく分けて7つの項目があり、それぞれに含まれる小項目を、4段階で評価する。

！ 嚥下機能の評価も入る

検査項目には「嚥下機能」も含まれる。下記の反復唾液嚥下テストや水飲みテストなどを行う。

嚥下機能を評価する

画像から判断する

嚥下造影検査、嚥下内視鏡検査

嚥下造影検査は、バリウムなどの造影剤、または造影剤を混ぜた食べ物を飲み込んでエックス線を照射し、造影剤の動きから飲み込みの様子を調べる。嚥下内視鏡検査は、鼻咽腔（びいんくう）ファイバースコープを鼻から挿入し、のどの様子を観察する。

テストを行う

反復唾液嚥下テスト（RSST）

30秒間に唾液を連続して飲み込み、その回数から嚥下機能を評価する。

改訂水飲みテスト（MWST）

3㎖の冷水を飲み込んで、せき、むせ、呼吸や声の変化の有無を調べる。

フードテスト

ティースプーン1杯（約4g）のプリンなどを食べ、せき、むせ、呼吸や声の変化の有無、飲み込んだ後に食べ物が口の中に残るかどうかなどを調べる。

失語症のタイプに合わせて言語機能の回復を目指す

失語症のリハビリでは、**「聴く」「話す」「読む」「書く」という4つの言語機能の回復を目指します。**

失語症にもタイプがあり、人によって障害されている部分や程度が異なります。たとえば、「聴く」ことに問題はなくても「話す」ことができなかったり、言われた言葉を繰り返すことはできても、自分の考えを言葉で述べることができないというケースもあります。

そのため、リハビリのバリエーションは多岐にわたります。左ページで紹介しているのはその一例。職場復帰に向けてより高度な能力が必要となれば、リハビリの内容も複雑化していきます。

リハビリでアプローチする4つの言語機能

聴く　聴く機能が障害されると、相手の話す言葉の意味がわからなくなる。また、一部しか聴き取れなくなったり、聴き間違えが目立ったりする。

話す　話す機能が障害されると、話し方がたどたどしくなったり、言い間違いが増えたり、回りくどい話し方になったりする。

読む　読む機能が障害されると、そこに何が書いてあるのかがわからなくなったり、声に出して正しく読めなくなったりする。

書く　書く機能が障害されると、考えていることや聞いたことを文字で書けなくなる。漢字は書けるがひらがなが書けない、またはその逆もある。

家族はコミュニケーションの手段を見つける

失語症のある患者さんは、言いたいことをうまく伝えられなかったり、聴こえてはいるのに理解ができなかったりと、もどかしい思いを抱えています。患者さんと話すとき、家族は本人の言いたいことを推測して、「これのこと？それともこれ？」「(実物を見せて)どっちがいい？」など、**ヒントを出す係になる**と、コミュニケーションがとりやすくなります。

失語症のリハビリ

話す 聴く

イラストや写真を見て名前を当てる

スタッフが示すイラストや写真を見ながら、「これは何ですか？」「この中でリンゴの絵はどれですか？」などの質問に答える。聴く力と話す力の訓練になる。

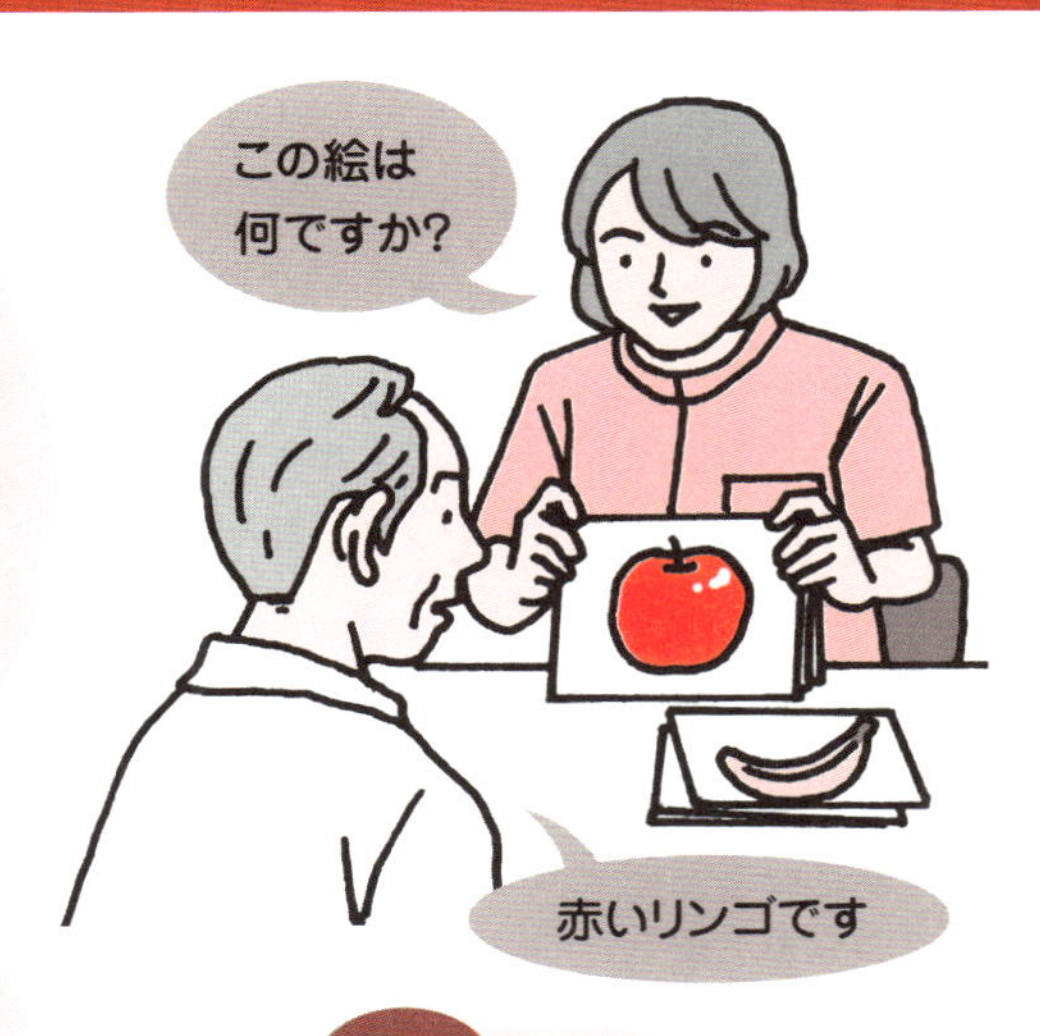

聴く

言葉で出された指示のとおりに行動する

「これとこれを動かして○○の状態にして、私に見せてください」など、スタッフから言葉だけで指示された内容を理解し、そのとおりに行動する。聴く力を鍛える。

聴く 書く 話す

メモをとりながら話す

「今から私が話すことを書きとめてください」という指示に従い、スタッフが話すことをメモしたり、対話形式でメモをとったりする。聴く力、書く力、そして話す力の訓練になる。

From 言語聴覚士

失語症がある患者さんの様子を見ると、家族は「ぼけてしまった」と思いがちですが、そうではありません。うまく話せなかったり、理解しにくいだけで、認知機能がまったく失われてしまったわけではないのです。患者さんだけでなくその家族も、失語症に対する理解を深めていくことが大切です。

読む 話す

新聞や本を読み、感想を述べる

「新聞を読んで、気になった記事について感想を述べてください」という訓練では、読む力と話す力にアプローチできる。〝感想を書く〟場合は、読む力と書く力のトレーニングに。

構音障害や嚥下障害のリハビリ

例

口を大きく開けたり閉じたりする

頬を膨らませたりすぼめたりする

舌を前に出したり、引っ込めたりする

舌で口の両端を交互に触る

など

口や舌のトレーニングをする

話す機能や飲み込む機能を担う、口まわりと舌の筋肉を鍛え、動きをよくする。話すためには腹筋も使うため、理学療法士がついて腹筋のトレーニングも行う。

! 道具を使ったトレーニングも

患者さんは舌を前に出し、それをスタッフが舌圧子（舌を押さえる医療器具）で押し返す。拮抗する力で舌を鍛える。

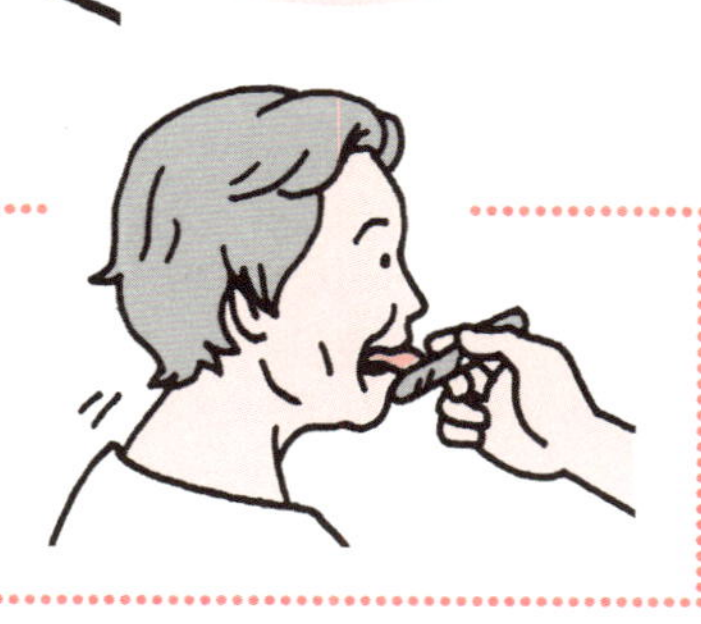

構音障害は、話すときに使う筋肉などをトレーニングする

同じ言語障害でも、構音障害のリハビリは、失語症とはアプローチが異なります。主に、話すときに使う筋肉や器官の障害が問題となるため、**どの部分がどのように障害されているかに合わせて、口や舌をスムーズに動かせるようにトレーニングします。**上図の訓練のほか、たくさん話すこともリハビリになります。また、構音障害のトレーニングは嚥下障害のリハビリでも行います（P116）。

家族は急かさず、ゆっくりと話を聞く

構音障害があると喋りにくくなるため、患者さんの家族は、本人

例

「パピプペポ」が言いにくい
↓
「パ行」がたくさん入った文章を読む

新聞や本を声に出して読む

テーマを決めてスタッフと会話をする

など

積極的に声を出し、話す練習をする

構音障害は失語症とは異なり、「聴く」「読む」といった機能に問題はない。積極的に声を出して話すことが、効果的なリハビリになる。

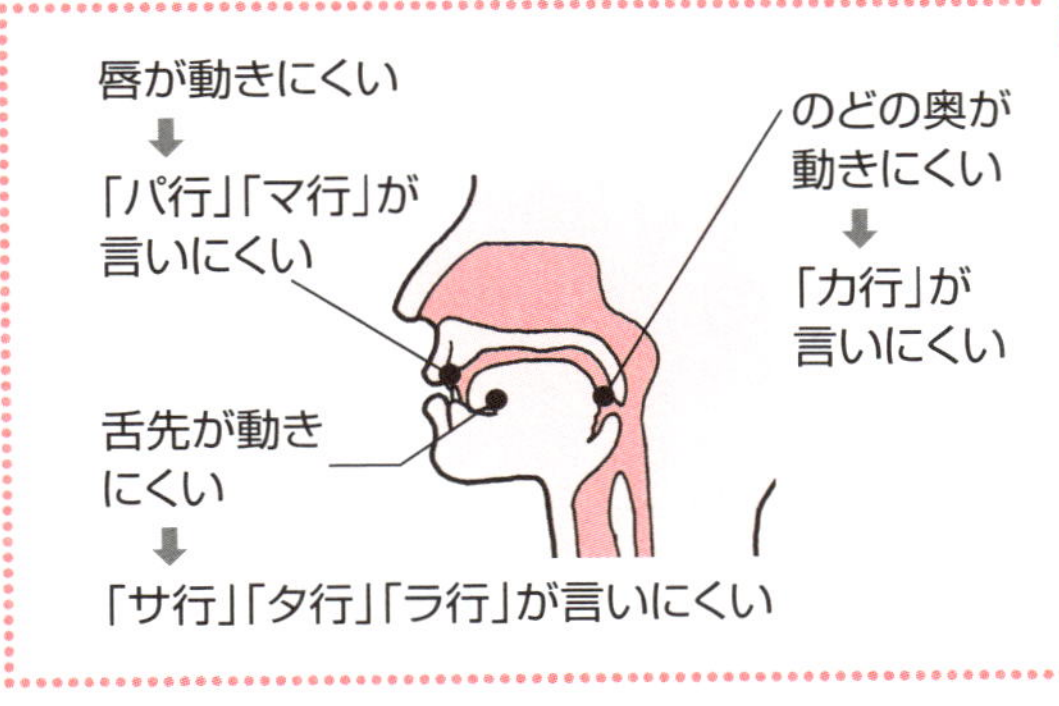
唇が動きにくい
「パ行」「マ行」が言いにくい
舌先が動きにくい
「サ行」「タ行」「ラ行」が言いにくい
のどの奥が動きにくい
「カ行」が言いにくい

! 言いにくくなる言葉は人それぞれに異なる

発音に関わるどの部位が障害されるかで、言いにくくなる言葉は異なる。特に、こまかい動きを必要とする舌先は、麻痺の影響を受けやすい。

が話すときには急かさず、ゆっくりと話を聞くよう心がけましょう。また、患者さんの言葉が聞こえにくいときは、「もう少し大きな声でお願い」と伝え、**発語を意識してもらう**ことも大切です。

From 言語聴覚士

言語聴覚士は、言葉や飲み込みのリハビリの専門家です。言語障害はコミュニケーションに関わり、家族は患者さんとの接し方について悩みがち。抱え込まずに、いつでも相談してください。また、私たちもリハビリを行う中で、患者さんの趣味や性格など、コミュニケーションのきっかけとなる情報を必要としています。ぜひお話を聞かせてください。

嚥下障害の場合も、口や舌、呼吸のトレーニングを行う

嚥下障害のリハビリは、基本的には構音障害と共通しています。

たとえば口や舌は、食べたものを口の中でまとめ、のどに送り込むという働きを担います。もし飲み込み自体には問題がなくても、舌の動きが悪いと麻痺側に食べ物がたまります。唇をしっかり閉じられなければ、口からたれてしまいます。これらも嚥下障害の一つです。口や舌のトレーニングや、声を出す練習で改善をはかります。

　また、食べ物が誤って気管に入ったときに、せきを出せないとそのまま誤嚥してしまいます。そうならないよう空せきの練習をしたり、空嚥下といって、唾液をためて飲み込む練習もします。強いせきを出せるように、呼吸のトレーニングも行います。

実際に食べ物を飲み込んで、嚥下の練習をする

　嚥下障害のリハビリでもう一つ重要なのが、**食べる練習**です。言語聴覚士は、患者さんの嚥下障害の程度に合わせてどういうものなら安全に食べられるかを把握し、食事形態を調整して、看護師や管理栄養士に伝える役割を担います。

　障害の程度によりますが、基本は下図のように**半固形物を食べることから始めます。**たとえば重症の患者さんで、鼻から胃に管を入れて栄養剤を注入（経管栄養）している場合、必要な栄養は栄養剤でとれているので、飲み込む練習としてゼリーを数口だけ食べます。

　飲み込みが安定してきたら、口から食事をとれるように訓練をしていきます。

食べる練習を行う

Point 最初は誤嚥しにくい半固形のものから始める（ゼリー類）

重症度に合わせて、最初はゼリーを何口か飲み込むなど、単純な飲み込みの練習から始める。安定して飲み込めるようになるのに合わせ、少しずつ食事の形態を固形物へと変えていく。

回復期⑤ 退院前に生活環境を整える

家屋調査を行い、生活しやすく調整

リハビリが進んで機能回復が進み、自宅に戻って生活ができると判断された場合は、患者さんが生活しやすいよう、事前に住宅環境を整えることが必要になります。

そのため回復期の病院の多くは、退院前にスタッフが患者さんの自宅を訪問し、家屋調査を行います。

一般的には、**患者さんが調査に同行できるくらいまで回復したときに、患者さんと一緒に行う**ことが多いようです。自宅で実際の動作や生活動線などを見て、どんな調整が必要かを判断します。

病院によっては、入院後すぐに家屋調査に行き、それに合わせてリハビリのプログラムを作ることもあります。家屋調査が難しい場合は、患者さんや家族に自宅の写真を撮ってもらって検討します。

改修が必要なポイントなどをまとめる

家屋調査には、患者さんや家族の立ち合いのもと、作業療法士や医療ソーシャルワーカー、ケアマネジャー、ときには住宅改修の業者などが同席します。作業療法士が赴くことで、**実際の生活における動作指導や、家族への介助指導**などが受けられます。ケアマネジャーは、患者さんが介護保険を利用できるようにサポートする専門員で、患者さんがすでに介護保険を使っていたり、入院中に介護保険を申請した場合（P124）に、同席してもらうことがあります。

そして調査の結果から、「ここに手すりをつけたほうがよい」などの評価をまとめます。基本的に、在宅生活に関するコーディネートはケアマネジャーが行います。病院側が資料を作ってケアマネジャーに提出し、実際の調整は患者さんとケアマネジャーで進めます。

玄関における改修のポイント

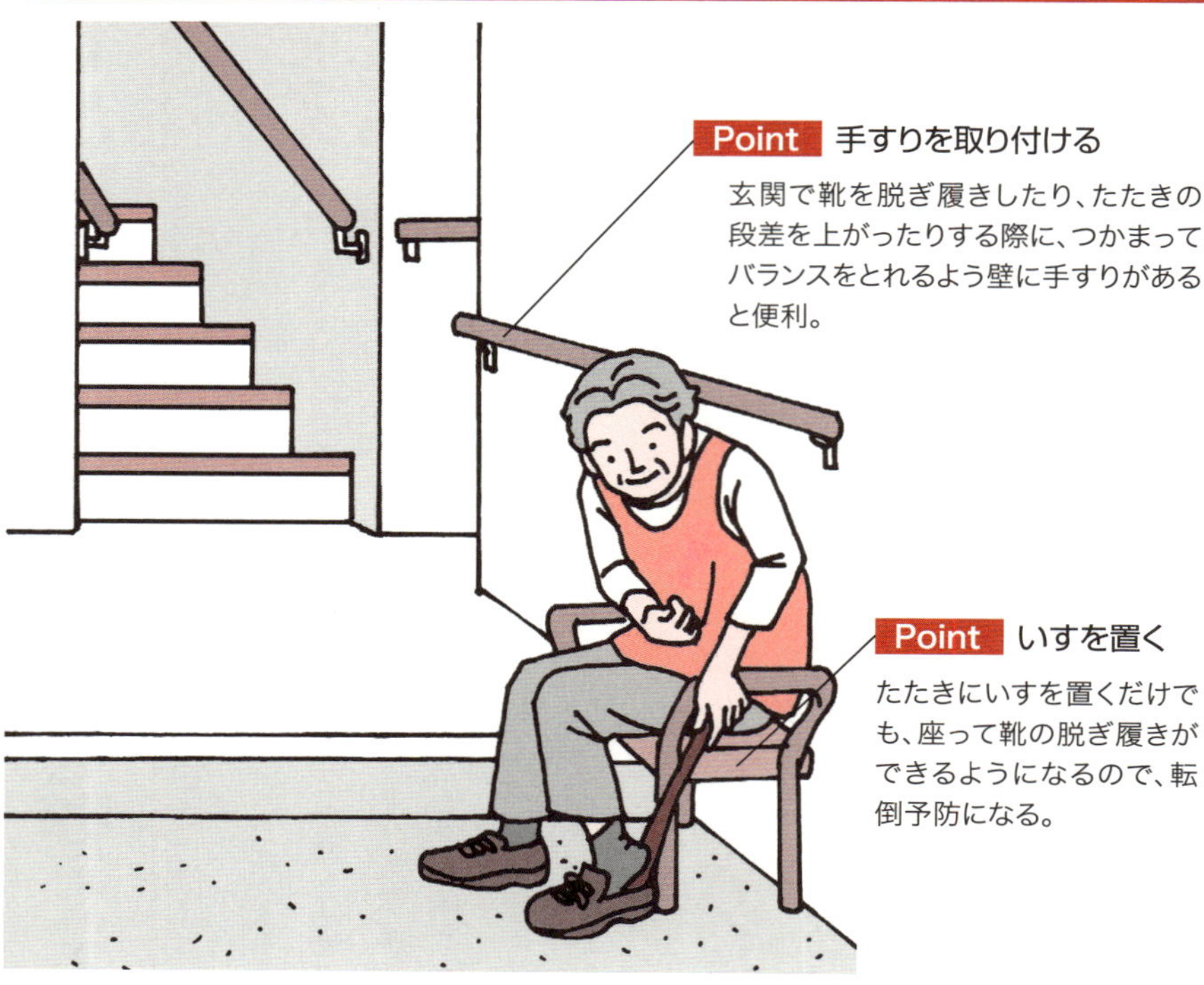
Point 手すりを取り付ける
玄関で靴を脱ぎ履きしたり、たたきの段差を上がったりする際に、つかまってバランスをとれるよう壁に手すりがあると便利。
Point いすを置く
たたきにいすを置くだけでも、座って靴の脱ぎ履きができるようになるので、転倒予防になる。

！ 段差が大きいときはスロープをつける

たたきの段差が大きいと、つまずいて転びやすい。場合によっては段差を解消するスロープをつける。

なるべく自立して動ける住環境をつくる

環境調整は、主に**患者さん本人がよく利用するスペース**を中心に行います。たとえば、玄関や浴室であれば、上図のような工夫が考えられます。なかでも浴室は転倒の危険が高いため、バスボードの利用などの予防策を講じます。

また、**トイレまでの距離や移動方法も重要**です。トイレは患者さんが「自分でできるようになりたい」と特に重視するポイントです。それをふまえて、移動しやすいように手すりの取り付けなどを検討します。トイレの個室内では、立ち座りをするためにL字型などの垂直移動用の手すりがあると、とても便利です（P106）。

浴室における改修のポイント

脱衣所にもいすを置く

座って着替えられるよう、脱衣所にもいすを置いておく。手すりもあると便利。

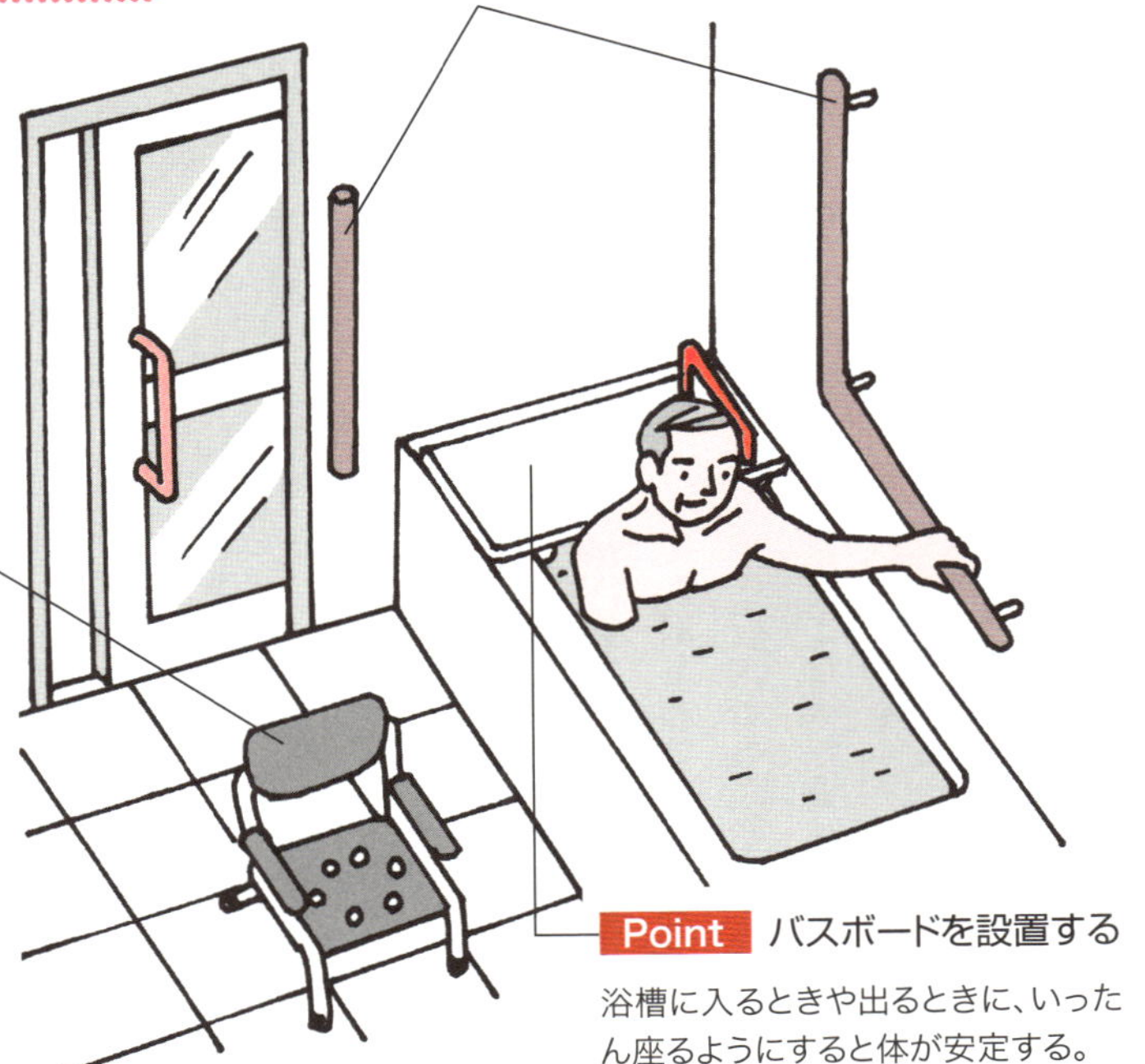

Point 手すりをつける
浴室は濡れてすべりやすい。浴槽に入るところや、浴槽からドアへ歩くところに、つかまれる手すりがあるとよい。
Point
背もたれ
つきの
いすを使う
一般的な風呂用のいすより、背もたれやひじかけのあるいすのほうが、体や髪を洗うときにバランスをとりやすい。浴槽の中にもあると、立ち上がりが楽に。
Point バスボードを設置する
浴槽に入るときや出るときに、いったん座るようにすると体が安定する。

また、**麻痺（まひ）があると少しの段差でもつまずいて転ぶことがあります。**引っかかりそうな段差にはカバーをつけ、部屋の出入り口にはスロープになるような板を取り付けるなどの工夫も大切です。

From 医療ソーシャルワーカー

自宅をリフォームできれば、もちろん暮らしやすくはなりますが、さまざまな事情でできないこともあります。改修を検討する以前に、たとえば患者さんの生活スペースが2階だったなら1階に移すなど、すぐにできるところから調整します。無理のない範囲で環境を整えていけるよう、まずは私たちに相談してください。一緒に考えていきましょう。

生活期❶ 退院後もリハビリを続け、機能を維持する

取り戻した機能をリハビリで維持する

回復期のリハビリテーション病院を退院した後は、生活期のリハビリが始まります。この時期のリハビリは主に自宅で行いますが、専門の施設に通うこともあります。

しかし、回復期の病院にいるときは一生懸命に訓練に取り組んでいたのに、退院して自宅に帰ると、しだいにやらなくなってしまう人がいるので問題です。**退院はゴールではなく、スタートです。** 脳梗塞の発症直後に急速に低下した体の機能は、回復期のリハビリによってある程度までは改善されますが、逆にこの時点までに戻らなかった機能は、後遺症として残る可能性が高くなります。生活期は、残された体の機能が低下しないように、できる限り維持していくことが必要なのです。

基本的には、**入院中に行っていた訓練内容を、そのまま家に持ち帰って継続します。** 退院するときに、理学療法士や作業療法士、言語聴覚士から家で実践をするときのポイントを指導されるので、よく聞いておきましょう。

なかでも立ち上がる練習（P98）は、日常生活動作の基本であり、これで足腰を鍛えれば転倒予防にもなります。上肢のトレーニングを教わることも多いので、一緒に続けていきましょう（P122〜123）。

From
医療ソーシャルワーカー

医療ソーシャルワーカーは、患者さんの身近な存在であり、同時に、患者さんと病棟スタッフ、そしてケアマネジャーなどの在宅の専門員とのつなぎ役です。入院中も、そして退院した後も、何か困り事があったときにはいつでも相談に乗ります。遠慮せず声をかけてください。

ふだんの生活動作がリハビリになる

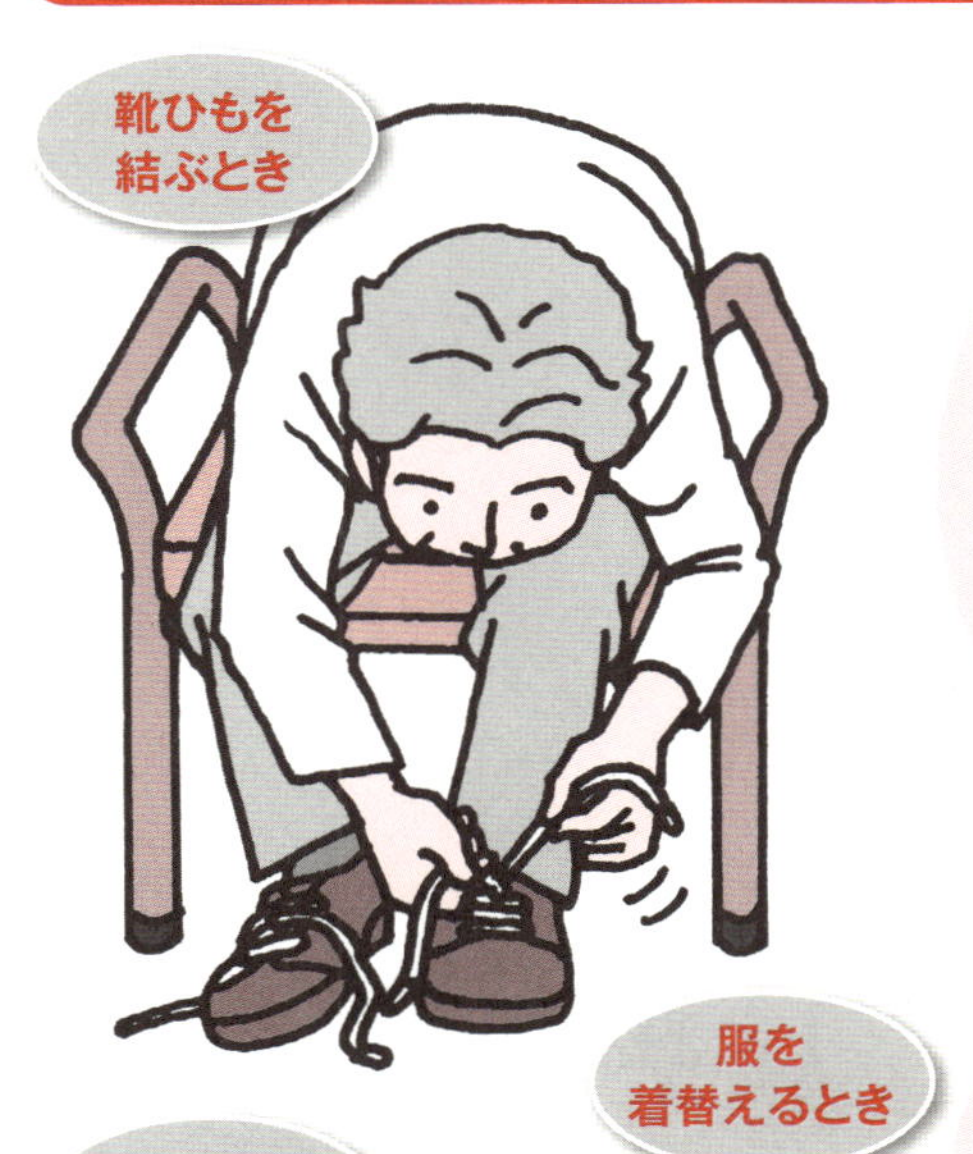

麻痺　感覚障害

できるだけ両手を使って行動する

麻痺（まひ）や感覚障害がある手や足は、使わないでいると拘縮（こうしゅく）が進む。ふだんの動作をできるだけ片手で済ませず、両手を使って行うよう意識するだけでも、機能維持に役立つ。

構音（こうおん）障害　嚥下（えんげ）障害

たくさん声を出す

口まわりや舌、のどを積極的に使い続けることが大切。ふだんから大きな声でたくさん話そう。カラオケに行くのもおすすめ。

よく噛んで食べ、液体にはとろみをつける

誤嚥（ごえん）せずに飲み込めるよう、食事はよく噛んで食べること。また、さらっとした液体はむせやすいため、片栗粉などでとろみをつけるとよい。

そのほか、家でできる食事の工夫

・ひと口分を少なくする
・ごはんは柔らかく炊く
・噛み砕きにくいものはすりつぶす
など

失語症

新聞や雑誌を読んだり、文章を書き写す

基本的には病院で教わったリハビリを続ける。新聞や雑誌を声に出して読む、あるいは黙読したり、文章を書き写したりするのもよい。

! 外来や介護保険サービスのリハビリにつなぐケースが多い

失語症のリハビリは専門性が高い。退院後も外来に通ったり、介護保険サービスを利用したりしてトレーニングを続けることもある。

家でできる麻痺側の筋力トレーニング

麻痺側（そく）の筋力が低下したり、関節が動かしにくくなったりするのを防ぐために行う。

「朝、昼、夜で1セットずつ」など、毎日の習慣にしよう。

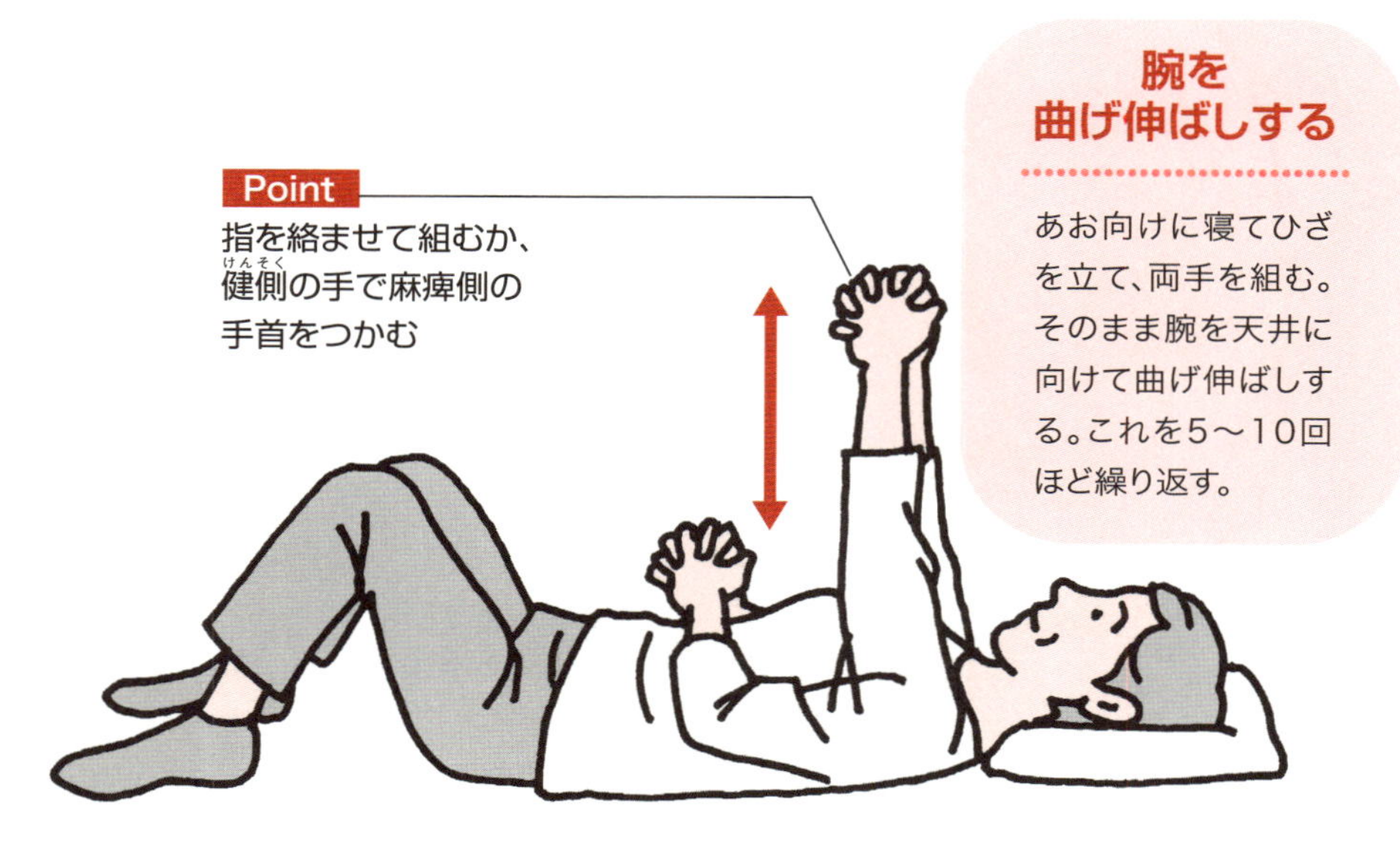

Point
指を絡ませて組むか、
健側（けんそく）の手で麻痺側の
手首をつかむ

腕を曲げ伸ばしする

あお向けに寝てひざを立て、両手を組む。そのまま腕を天井に向けて曲げ伸ばしする。これを5〜10回ほど繰り返す。

腕を使って体を左右に振る

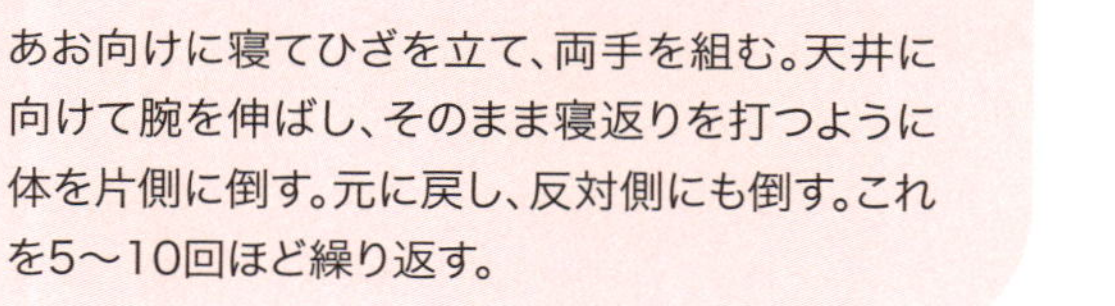

あお向けに寝てひざを立て、両手を組む。天井に向けて腕を伸ばし、そのまま寝返りを打つように体を片側に倒す。元に戻し、反対側にも倒す。これを5〜10回ほど繰り返す。

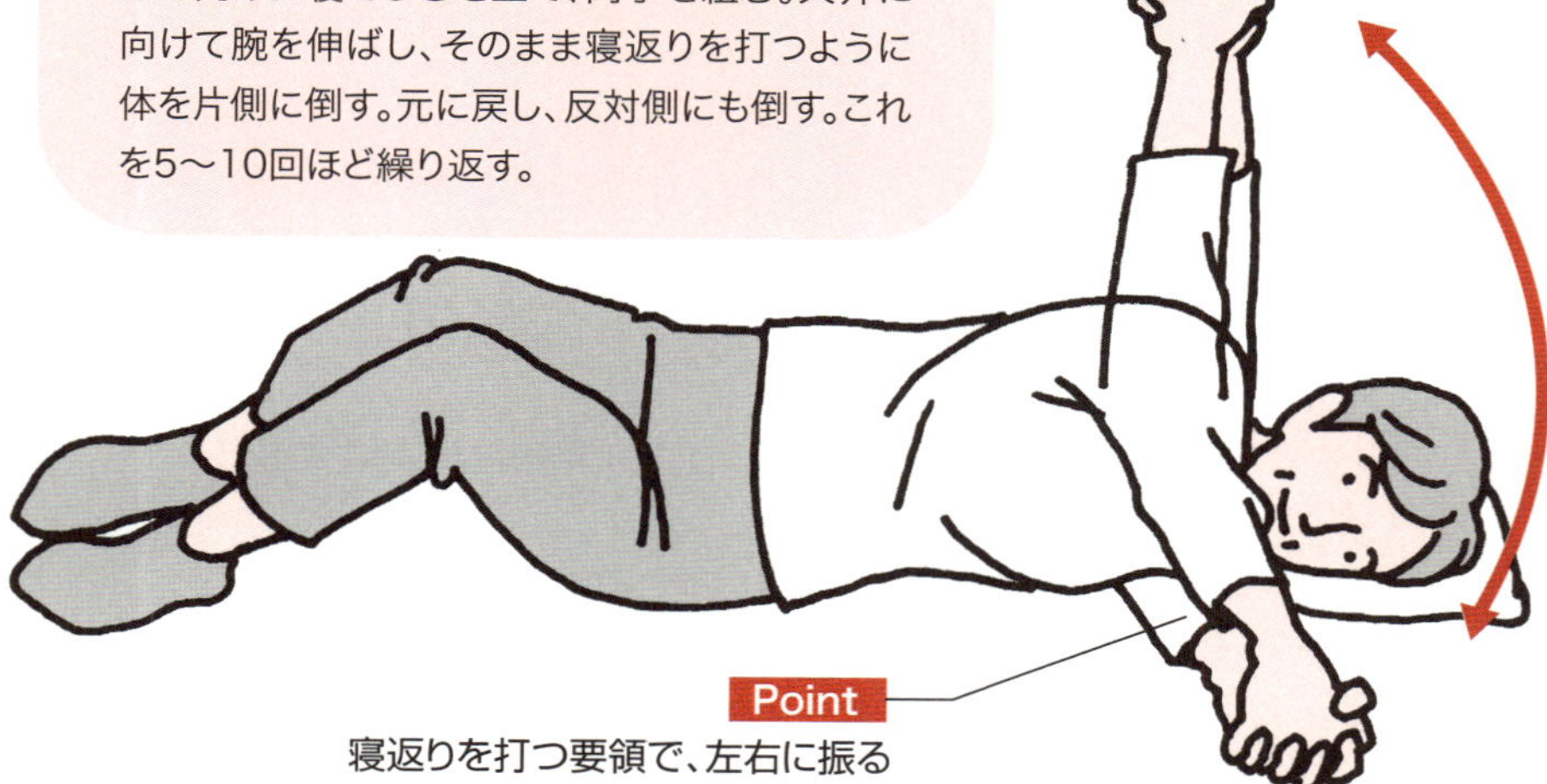

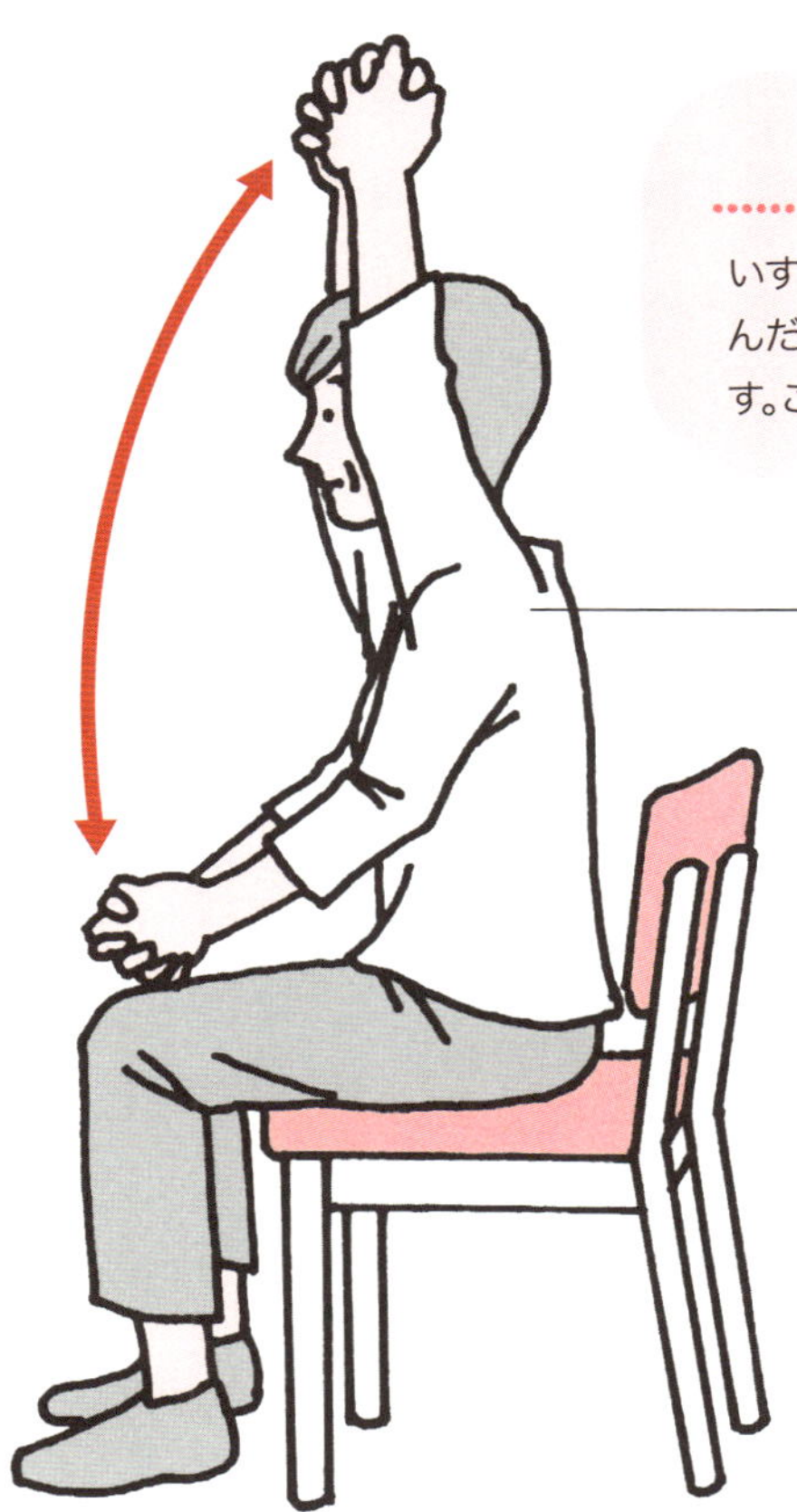

腕を上げ下げする

いすに座り、太ももの上で両手を組む。組んだ手をゆっくりと頭上に持ち上げて、戻す。これを5〜10回ほど繰り返す。

Point
肩関節を大きく動かすように

これもおすすめ

- 両肩を上げ下げする
- 手をグーパーさせる

など

麻痺が強く、自力で動かしにくいときは、家族などに手伝ってもらって動かすとよい。

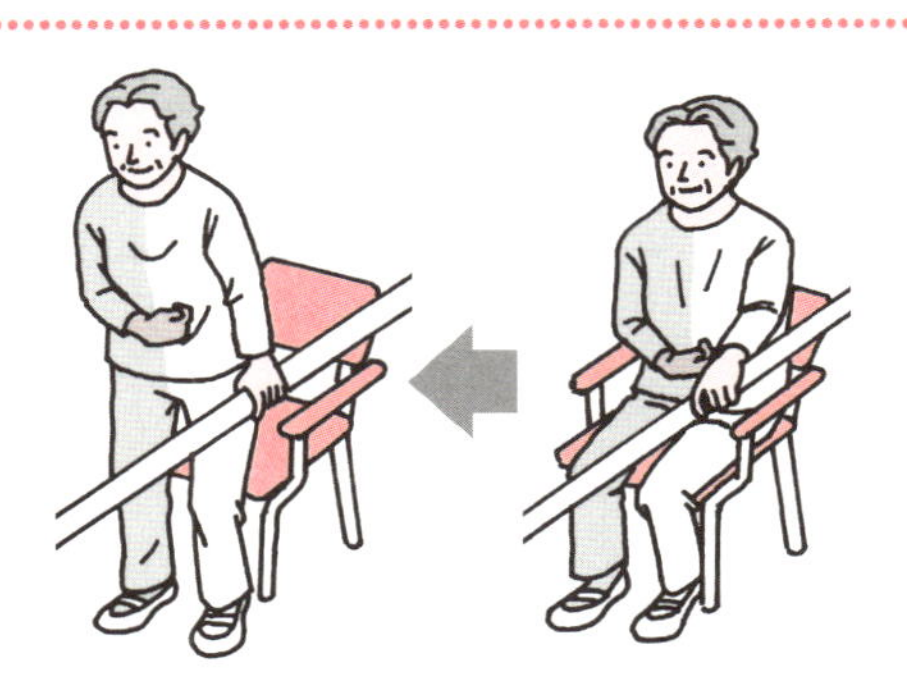

P98

下肢のトレーニングには立ち上がり練習がおすすめ

立ち上がりの動作は、腹筋や太もも、お尻など、大きな筋肉のトレーニングになる。10〜30回を1セットとし、朝昼夜で1日3セット行うとよい。

生活期❷ 介護保険サービスを活用する

後遺症の程度によっては介護保険の利用が勧められる

脳梗塞による後遺症のために、ふだんの生活で介護が必要となった場合、介護保険などの公的サービスの利用も検討しましょう。介護保険は社会保険制度の一つで、65歳以上の人（第1号被保険者）が利用できますが、40～64歳の人（第2号被保険者）でも、脳梗塞の患者さんは対象になります。

退院後の生活を考えたとき、介護保険を利用するメリットは大きく2つあります。1つは、**自宅に理学療法士などが来て、あるいは自分から施設に行くなどして、リハビリを受けることができます。**生活期のリハビリは、健康保険よりも介護保険の利用がメインとなるため、積極的に使いましょう。

そしてもう1つは、**住宅改修や福祉用具の購入・レンタルに補助を受けられます。**また、入院中に思ったようにリハビリが進まず、自宅以外の退院先を探す場合も、**介護保険施設に入居する**という選択ができるのもメリットです。

手続きには時間がかかる。早めの申請が必要

介護保険を利用するには、市区町村の窓口での介護申請が必要です（左ページ図）。**申請から認定まではおよそ1～1か月半**、さらにそこからサービスを利用するまでに、ケアマネジャーや地域包括支援センターに相談してケアプランを作り、サービス業者と契約をするという手順をふみます。

申請が遅れると、退院した時点で何かサービスを使いたいと思っても、間に合わない場合があります。**できるだけ急性期や回復期の病院に入院している間に申請を済ませておきましょう。**入院中であれば、医療ソーシャルワーカーが相談に乗ってくれます。

申請から利用までの流れ

申請してから認定されるまで、約1〜1か月半かかる

1 要介護認定を申請する

本人が住む市区町村の窓口で申請を行う。申請書のほか、介護保険被保険者証（40〜64歳の第2号被保険者の場合は医療保険証）が必要。

2 認定調査を受ける

患者さんがどのくらいの介護を必要とするか、「要介護度」を判定するため市区町村の調査を受ける。聞き取り調査は、患者さんが入院中の場合、入院先の病院に調査員が来て行う。

調査❶ 聞き取り調査

調査員が患者さんの自宅や入院施設を訪問し、本人の様子や心身の状態を聞き取り調査する。

調査❷ 主治医の意見書

市区町村が患者さんの主治医に依頼し、意見書を作成する（作成料の自己負担はなし）。

3 要介護度を判定、認定される

調査結果からまずコンピュータによる一次判定が行われ、その結果と主治医の意見書に基づき、介護認定審査会が要介護度を判定（二次判定）し、市区町村が要介護の認定を行う。認定には7段階あり、サービスの内容や、利用時の支給限度額と自己負担額が異なる。

要介護1〜5

介護サービス（介護給付）が受けられる

要支援1･2

介護予防サービス（予防給付）が受けられる

非該当（自立）

介護保険の対象外＊

4 ケアプランを作成する

どんなサービスをどのように利用するかの計画書（ケアプラン）を作成する。要介護の場合は居宅介護支援事業所に依頼し、要支援の場合は地域包括支援センターへ相談する。

5 サービス事業者と契約し、サービスの利用開始

＊非該当でも、市区町村による総合事業（介護予防･日常生活支援総合事業）の利用が可能。

利用できるサービス内容と費用は要介護度により異なる

介護保険で利用できる代表的なサービスは、下図のとおりです。介護は長く続くもの。**患者さんにも家族にも、無理な介護生活はプラスになりません。**経済的に無理のない範囲で、これらのサービスを利用するとよいでしょう。

サービスの内容や利用時の支給限度額は、要介護度（P125）によって異なります。その上限額内で、かかった費用の一部を利用者が負担します。上限を超えた分は、利用者の全額負担となります。

介護保険以外にも受けられる公的補助がある

各地域の自治体では、介護保険

要介護と認定されると受けられる主なサービス

予 は、要支援の人が受けられる介護予防サービスも含む。 地 は地域密着型サービスで、原則としてその地域に住んでいる人が利用できる。

自宅に来てもらう

- 予 **訪問介護**＊1
- 予 **訪問入浴介護**
- 予 **訪問リハビリテーション**
- 予 **訪問看護**
- 地 **夜間対応型訪問介護**
- 地 **定期巡回・随時対応型訪問介護看護**

サービス事業者に自宅へ来てもらい、サービスを受ける。

短期宿泊する

- 予 **短期入所生活介護（ショートステイ）**
- 予 **短期入所療養介護**
- 予地 **小規模多機能型居宅介護**＊3
- 地 **看護小規模多機能型居宅介護**＊4

介護老人福祉施設や保健施設、医療施設などに短期間入所し、生活支援やリハビリなどのサービスを受ける。

施設に通う

- 予 **通所介護（デイサービス）**＊2
- 予 **通所リハビリテーション（デイケア）**
- 地 **地域密着型通所介護**
- 地 **療養通所介護**
- 予地 **認知症対応型通所介護**

自宅からデイサービスセンターや医療施設、介護老人福祉施設に通い、日帰りでサービスを受ける。

＊1・2　介護予防サービスで受けられる訪問介護と通所介護は、市区町村が実施する総合事業に順次移行される。
＊3　訪問介護、通所介護、短期入所生活介護を組み合わせたもの。　＊4はそれに訪問看護が加わる。

以外にも独自のサービスを行っています。「おむつをはじめとする介護用品の支給」「寝具の洗濯サービス」「訪問理美容」「階段昇降機の補助」など、自治体によってサービス内容や、利用するための条件が異なります。こういった情報は**地域包括支援センター**など地域の窓口が把握しているので、一度相談してみるとよいでしょう。

そのほか、39歳以下の若い人が脳梗塞を起こした場合は、条件に満たないため介護保険を利用したサービスを受けることはできませんが、**身体障害者手帳**を申請することができます。障害者手帳を取得すると、障害等級によって、公共料金の割引や税制上の優遇措置、自治体によっては公共交通機関の交通費助成などが受けられます。

福祉用具を使う

- 予 福祉用具貸与
- 予 特定福祉用具販売
- 予 住宅改修

福祉用具を借りるときや購入するとき、手すりの取り付けなど自宅を改修する場合に補助が受けられる。

介護保険施設に入る

- 介護老人福祉施設（特別養護老人ホーム）
- 介護老人保健施設（老健）
- 介護療養型医療施設*5
- 予 特定施設入居者生活介護*6

施設で暮らしながらサービスを受ける。生活介護、リハビリ、医療など施設によって重点を置くポイントが異なり、入所の条件も異なる。

そのほかの施設を利用する

- 予 地 認知症対応型共同生活介護（グループホーム）
- 地 地域密着型介護老人福祉施設入所者生活介護
- 地 地域密着型特定施設入居者生活介護

地域密着型の小規模な施設に入居し、サービスを受ける。

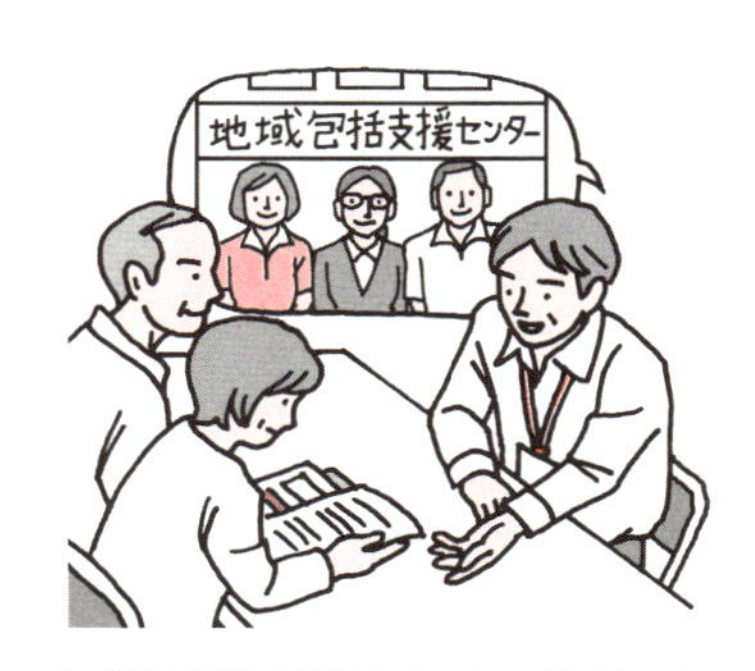

まずは病院の医療ソーシャルワーカーに相談を。申請するにはどうするか、また、制度などの概要を教えてもらえる。

*5　2024年3月までに廃止され、新たな介護施設に移行する予定。

*6　市区町村から特定施設の指定を受けた有料老人ホームなどの民間施設への入居が、介護保険の対象になるというもの。

知っておきたいこと③

仕事や家事の再開には、後遺症に合わせた環境調整が必要

仕事への復帰は、職場の人との話し合いが必要

リハビリによって機能がある程度回復したら、職場への復帰を考える人もいるでしょう。その場合は、回復期の病院に入院している間に、復帰のための訓練とともに、後遺症に合わせた環境調整を進めていきます。

特に、以前と同じように働くのが難しい場合、患者さんと家族、主治医、リハビリのスタッフ、職場の人たちをまじえ、退院前に話し合いの場を設けます。

まず、職場まで公共交通機関を使って移動できるか、乗り換えは自力で可能かなどを評価します。通勤ラッシュが予想されるなら、フレックスの勤務にできるかを相談します。また、体調面を考慮すると、最初は週2回程度の出勤から始め、短時間で仕事を切り上げるなどし、徐々に通常勤務に戻していくという措置も必要です。

高次脳機能障害がある場合は、集中力が続かないなど、業務に支障が出ることがあります。どんな業務なら可能かをスタッフから職場の人に説明し、場合によっては部署の異動も申し入れます。地域の障害者就労支援センターなどで就労支援プログラムを受けられることもあるので、そこで実践的な就業訓練をしてから復帰するのも方法の一つです。

家事をどこまで担うか家族で相談する

家庭では、病気になる前は家事をどの程度までやっていたのかが問題になります。「調理はしていましたか?」「布団を干す場所に段差はありますか?」など、リハビリスタッフが患者さんに具体的なヒアリングをし、今後どうするかを家族で相談のうえ、生活に密着したリハビリを行います(P109)。家の手すりの設置なども検討しながら調整していきます。

第4章

再発を防ぐ毎日の過ごし方

脳梗塞は再発しやすい病気です。安心して暮らしていくには、薬物療法と、危険因子の管理が必要不可欠。薬の服用の注意点を守るとともに、これまでの生活習慣を見直し、万全の対策で再発予防に努めましょう。

慢性期の再発予防には、抗血栓療法を続ける

回復期の病院に移ってからも治療を継続していく

脳梗塞の慢性期の治療は、脳梗塞の発症から1か月以降、つまり急性期の病院から回復期のリハビリテーション病院に移るころに始まり、退院後も続けていきます。

この時期の治療は、主に脳梗塞の再発を防ぐことを目的として、**「抗血栓療法」と「脳梗塞の危険因子の管理」の2本柱**で進めます。

2章で解説したとおり、脳梗塞は再発しやすい病気です（P62）。薬は生涯のみ続け、生活改善にも根気強く取り組む必要があります。

再発予防の2本柱

抗血栓療法

血栓ができないよう抗血小板薬や抗凝固薬をのむ

再び脳の血管が詰まるのを防ぐために、血栓ができにくくなる薬を服用し続ける。起こした脳梗塞のタイプによって、服用する薬が異なる。

- アテローム血栓性脳梗塞
- ラクナ梗塞

↓

抗血小板薬を使う

- 心原性脳塞栓症（そくせん）

↓

抗凝固薬を使う

危険因子の管理

脳梗塞のリスクとなる病気を治療し、生活習慣を見直す

危険因子の管理が甘いと、脳梗塞の再発率が高くなる。リスクとなる病気があれば治療し、それらを助長する悪い生活習慣は改善する。

- リスク1 高血圧→P134
- リスク2 脂質異常症→P136
- リスク3 糖尿病→P138
- リスク4 メタボリックシンドローム→P139
- リスク5 不整脈→P140

＋

生活習慣の見直し→P148～

アテローム血栓性脳梗塞やラクナ梗塞には、抗血小板薬

抗血栓療法は、急性期から引き続き行われる薬物療法で、抗血小板薬や抗凝固薬を使用します。急性期では点滴で投与されることもありましたが、慢性期はのみ薬が使われます。

抗血小板薬は、アテローム血栓性脳梗塞やラクナ梗塞など動脈硬化が原因の脳梗塞に用います（P64）。患者さんに適した薬が選ばれますが（下図）、**どの薬も血小板の働きを抑える作用を持ち、出血しやすくなる副作用を伴います。**なかでもアスピリンは出血を起こしやすく、もともと脳出血の危険が高いラクナ梗塞の患者さんへの投与は、特に慎重に検討されます。

主に検討される抗血小板薬

薬品名	主な作用	副作用・注意点
シロスタゾール	サイクリックAMPという物質の増加によって、血小板の凝集を抑える。血管拡張作用があり、血流を改善する。	脈拍数の増加、頭痛、重大な副作用にうっ血性心不全や狭心症など。心機能が悪い人や頭痛持ちの人、不整脈がある人は慎重に服用する。
クロピドグレル	チクロピジンと同程度の、強い血小板凝集抑制作用がある。血栓ができるのを防いで血管を詰まりにくくする。	鼻血、皮下出血、吐き気など。まれに肝機能障害、白血球減少、血栓性血小板減少性紫斑病（TTP）*などの副作用があるが、チクロピジンよりは比較的少ない。
アスピリン	※急性期の抗血栓療法で用いられるものと同じ（→P65）	
チクロピジン	アスピリンよりさらに強力に血小板の凝集を抑える。血流障害を改善する。	鼻血、皮下出血、食欲不振など。肝機能障害、白血球減少、TTPなどの副作用に注意が必要。服用開始2か月間は定期的に血液検査を受ける。最近はあまり使われなくなった。

!　抗血小板薬の併用はあまり勧められない

場合によっては2種類の抗血小板薬を併用することもあるが、1年間以上の継続的な2剤併用は、1剤だけの服用と比べたときに脳出血などの出血性合併症を増加させる。

＊難病の一つ。全身の細い動脈に血栓ができ、詰まる病気。

心原性脳塞栓症には抗凝固薬を用いる

心臓内にできる血栓は、フィブリンという血液凝固に関わる物質が主体です（Ｐ66）。そこで、心原性脳塞栓症を起こした患者さんには、**フィブリン血栓の生成を抑える抗凝固薬を用います。**検討される薬は左ページのとおりです。

使い勝手のいい薬が続々と登場している

長い間、慢性期の脳梗塞治療に用いられる抗凝固薬は**ワルファリン**のみでしたが、近年、**DOAC**（ドアック）＊と呼ばれる新しい薬が登場し、広く使われるようになりました。

ワルファリンは、心原性脳塞栓症の再発予防に高い効果がある反面、脳出血のリスクを高めるというデメリットもあります。また、定期的な血液検査で血中濃度を測り、患者さんに合わせて服用量を調整する必要があることや、ビタミンＫの多い食品との食べ合わせができない、他剤の影響を受けやすくてのみ合わせに注意が必要など、使いにくいのが欠点でした。

一方、ＤＯＡＣは、**ワルファリンと同じ効果を持ちながらも、脳出血のリスクは低く、定期的な採血も不要、食べ合わせやほかの薬とののみ合わせの心配が少ない**など、ワルファリンの欠点を広く補っています。ＤＯＡＣには万が一出血を起こした場合に、薬の作用を止めるための拮抗薬（きっこうやく）（Ｐ142）があまりなかったのですが、その開発も進んできています。

ただし、デメリットがないわけではありません。ＤＯＡＣは重度の腎障害がある人には使用できないこと、のみ忘れるとすぐに効果が低下すること、ワルファリンと比べると患者さんの費用負担が大きいことなどに注意が必要です。

先生、教えて！

ワルファリンの服用中、納豆はどうしても食べてはダメ？

ワルファリンはビタミンＫの働きを阻害する薬です。納豆はそのビタミンKを多く含み、薬の効果を弱めてしまうことから相性が悪く、勧められません。「どうしても食べたい」という場合は、DOACへの切り替えを検討してもよいでしょう。

＊NOAC（non-vitamin K antagonist oral anticoagulant）とも呼ばれる。

抗凝固薬には、新しくDOACが登場

従来の薬

薬品名	主な作用	副作用・注意点
ワルファリン	血液の凝固に関わるビタミンKの働きを阻害し、血栓ができるのを防ぐ。1日1回服用する。	脳出血をはじめとする出血性の合併症を起こしやすいため、定期的に血液検査を行い、服用量を微調整する。ビタミンKを含む食品の摂取はNG。

新しく登場した薬(DOAC:direct oral anticoagulant/直接経口抗凝固薬)

薬品名	主な作用	副作用・注意点
ダビガトラン	血液凝固に関わるトロンビンという物質の働きを抑え、フィブリノーゲンからフィブリンに変わるのを直接阻害する。1日2回服用。	鼻血、皮下出血、消化不良、重大な副作用にアナフィラキシー、肝機能障害など。高用量を服用すると消化管出血のリスクが高くなる。80%は腎臓で排泄されるため、腎臓への負担が大きい。
リバーロキサバン	血液の凝固因子のうち、第Xa因子という物質の働きを阻害し、フィブリンの生成を抑制して血液を固まりにくくする。1日1回服用する。	鼻血、歯ぐきの出血、貧血、血尿など。約3分の1が腎臓から排泄。中等度以上の肝障害があると使えない。75歳以上や、50kg以下の低体重の人は出血を起こしやすくなる可能性がある。
アピキサバン	血液凝固第Xa因子の働きを阻害し、フィブリンの生成を抑制する。通常は静脈血栓塞栓症の治療や再発予防に使われる。1日2回服用。	鼻血、歯ぐきの出血、消化不良、血尿などが起こることがあるが、ほかの薬より出血のリスクは比較的低い。腎臓からの排泄率は約25%と、ほかの薬と比べると低い。
エドキサバン	血液凝固第Xa因子の働きを阻害し、フィブリンの生成を抑制する。もともとは静脈血栓塞栓症の治療薬として登場。1日1回服用する。	鼻血、皮下出血、血尿、貧血など。肝機能障害が起こることもある。50%が腎臓から排泄される。一部の抗不整脈薬との併用で出血を起こしやすくなる可能性がある。

! 重い腎機能障害がある人はワルファリンを使う

DOACは腎臓で排泄される。腎機能が低下している人は服用量の調整が必要。腎不全や重度の腎障害がある場合にはDOACは使わず、ワルファリンを検討する。

数値が上がりすぎないよう生活改善と薬物療法を行う

脳梗塞の再発予防でもう1つ重要なのが**「脳梗塞の危険因子の管理」**です。脳梗塞の要因となる疾患(P22〜27)を持っている人は、抗血栓薬をのみながら、これらをきちんとコントロールすることが基本。この管理が甘いと、再発率が高くなることがわかっています。

いずれも食生活をはじめ、生活習慣の改善が必須ですが、体質や遺伝的な要因も少なくなく、多くは**危険因子に働く薬を適切に使いながらコントロールしていきます。**

リスク❶　高血圧の管理

血圧の目標値

少なくとも

収縮期血圧	拡張期血圧
140㎜Hg未満	90㎜Hg未満

を目指す。

ラクナ梗塞の患者さんや、抗血栓薬を服用中なら

収縮期血圧	拡張期血圧
130㎜Hg未満	80㎜Hg未満

を目指してもよい。

(日本脳卒中学会『脳卒中治療ガイドライン2015[追補2017対応]』より)

少なくとも140／90mmHg未満にすることが強く勧められる。高血圧による動脈硬化がより影響しやすいラクナ梗塞を起こした人や、抗血栓薬を服用している人は、さらに厳格な血圧管理が検討される。

血圧が高めの人は降圧剤を使いながら管理する

なかでも重要とされるのが、**血圧の管理**です。抗血栓薬を服用すると、副作用として出血を起こしやすくなりますが、**高い血圧は血管を傷つけるため、脳出血のリスクがさらに高まります。**脳梗塞と脳出血の両方を防ぐために、血圧の管理が絶対に必要なのです。

血圧の管理目標は、少なくとも140／90㎜Hg未満ですが、**抗血栓薬の服薬中はより低めに維持するとよい**とされています。もともと血圧が高めだった人は、降圧剤を使ってコントロールしていきます。

生活面では禁煙（P148）や減塩（P150）を心がけ、肥満がある人は減量も行います（P139）。

降圧剤の作用はさまざま

カルシウム拮抗薬：血管を収縮させる働きを弱め、血管を拡張させる

ARB／**ACE阻害薬**：血圧を上げるホルモンの分泌や作用を抑える

利尿薬：塩分を排泄して血液量を減らし、血圧を下げる

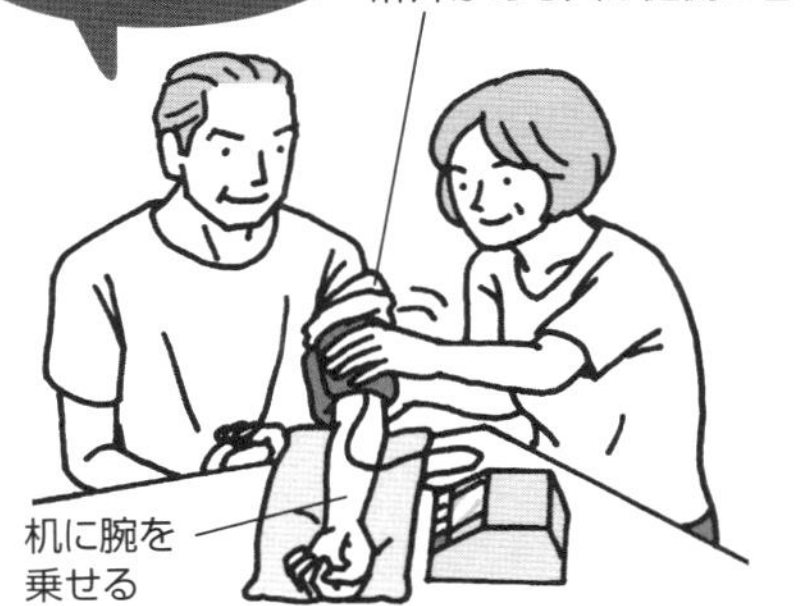
血圧は同じ時間に
同じ体勢で測る
麻痺がある人は健側に巻く
机に腕を
乗せる

降圧剤を服用して正常値に近づける

血圧を急に下げると、かえって再発のリスクが増加することがあるため、半年間ほどかけて少しずつ下げていく。降圧剤の種類は左図のようにさまざま。本人の症状に合わせて医師が処方する。

血圧測定を習慣づける

血圧をコントロールしていくには、ふだんの血圧を把握することが大切。家庭用の血圧計を使い、朝と夜の1日2回測って記録する。家での血圧の変化を見ることが、薬の効果を知る手がかりにもなる。

！ 早朝高血圧に注意が必要（P158）

リスク❷　脂質異常症の管理

脂質管理の目標値

LDL コレステロール	100mg／dℓ未満 （病態によっては70mg／dℓ未満）
non-HDL コレステロール	130mg／dℓ未満 （病態によっては100mg／dℓ未満）
中性脂肪 （トリグリセライド）	150mg／dℓ未満
HDL コレステロール	40mg／dℓ以上

（日本動脈硬化学会『動脈硬化性疾患予防ガイドライン2017年版』より）

より厳格な管理が必要な病態

- 家族性高コレステロール血症
- 急性冠症候群
- 糖尿病
- 非心原性脳梗塞
- 末梢動脈疾患
- 慢性腎臓病
- メタボリックシンドローム
- 主要危険因子の重複
- 喫煙の継続

脳梗塞を起こしたことがある人の場合は、既往がない人と比べて脂質管理目標値がさらに厳しくなる。特に、LDLコレステロールやnon-HDLコレステロールは、糖尿病などほかのリスクがあると、より厳格に管理される。

LDLコレステロールを積極的に下げ、再発を防ぐ

脂質異常症、特に高LDLコレステロール血症は、アテローム血栓性脳梗塞の直接的な危険因子です（P22）。そのため、一度脳梗塞を起こした人は、発症後、**早期から薬を使って積極的にコントロールする**ことが勧められます。管理目標値も、脳梗塞を起こしたことがない人の一次予防より、厳しく設定します（上図）。

脂質異常症で用いる薬には、LDLコレステロールを下げる薬、中性脂肪を下げる薬、善玉のHDLコレステロールを増やす薬などがあります。なかでも、LDLコレステロールを下げる**スタチン**という薬は、脳卒中の発症予防に役

スタチンの作用

肝臓でコレステロールの合成を抑える
↓
コレステロールは生体に必要なので血液中から回収して使われる
↓
LDLコレステロールが下がる

スタチン系薬剤でLDLコレステロールを下げる

スタチンは、LDLコレステロールを下げる薬の中でも特に効果が高い。血管壁にできたアテロームが破れるのを防いだり、血栓をできにくくするといった効果も期待できる。

！まれに起こる重い副作用に注意

ごくまれに「横紋筋融解症（おうもんきんゆうかいしょう）」という副作用が起こることがある。全身に強い筋肉痛が続いたり、赤褐色の尿が出た場合はすぐかかりつけ医に相談を。

EPA製剤との併用も効果的

すでに低容量のスタチンで脂質異常症の治療をしている患者さんの場合、中性脂肪を下げて血栓をできにくくするEPA製剤を併用すると、脳梗塞の再発リスク低下が期待できる。

立つことが認められており、基本的にはまずこの薬が検討されます。

脂質控えめの食事と適度な運動が必要

生活面では、**低脂質・低エネルギーの食事を心がけます。**特に肉などの動物性脂肪は血液中にコレステロールを増やしやすく、なるべく控えて、脂質をカットする工夫が必要です（P151）。そのほか、HDLコレステロールを増やすために運動も大切です（P155）。

また、血液中に中性脂肪が増えると、HDLコレステロールが減り、それによってLDLコレステロールの増加を招きます。中性脂肪は主に食事の内容が影響するため、糖質のとりすぎに注意し、お酒は適量を守りましょう（P154）。

血糖コントロールに加えて ほかの病気の管理も重要

糖尿病（P25）があると、脳梗塞の再発率が高くなります。高血圧や脂質異常症と同様、治療に取り組んでいきましょう。

治療の基本は食事と運動ですが、患者さんによっては、薬物療法による血糖値のコントロールも検討します。ただし、厳しく管理してかえって低血糖を起こすと、病状が悪化することも考えられるため、慎重に行います。

また、**糖尿病の患者さんは、高血圧や脂質異常症を合併していることが少なくありません。**これらを同時に管理することにより、脳梗塞の発症率が下がることがわかっています。

リスク❸　糖尿病の管理

インスリンの抵抗性を改善する薬を使う

「ピオグリタゾン」といって、血糖値をコントロールしているインスリンの働きを改善する薬がある。最近の研究で、この薬を使って血糖値を下げると、脳梗塞の再発率が下がるという報告がある。

血圧やLDLコレステロールを厳しく管理する

糖尿病の患者さんの場合、血圧やLDLコレステロール値を厳格に管理することにより、脳卒中の再発率を低く抑えられる。血圧は、130／80㎜Hg未満、LDLコレステロールは70㎎／㎗未満を目指す。

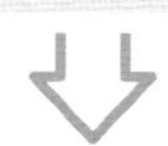

血糖値低下につながる

食べすぎ予防と適度な運動で 血糖値を下げる

高血糖の最大の要因は〝食べすぎ〟です。特に体内で血糖に変わる糖質のとりすぎが問題ですが、食事全体のエネルギー量が多くても高血糖を引き起こします。加えて肥満になると、血糖値をコントロールするインスリンの働きが低下し、血糖値の上昇に拍車をかけます。食べすぎないよう、食事のとり方を工夫しましょう（P151）。

また運動は、肥満解消と、インスリンの働きをよくする効果があります。麻痺（まひ）などの後遺症がある

リスク④ メタボリックシンドロームの管理

自分の適正体重を知る

減量を始める前に、身長と体格から算出される適正体重を調べる。今の自分の体重との差がどのくらいあるかをチェックする。

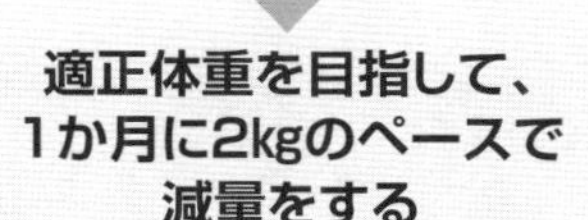

適正体重を目指して、1か月に2kgのペースで減量をする

急激な減量はリバウンドしやすい。1か月に2kgずつ落とすことを目安に、あせらずに適正体重を目指す。短期的な目標として、まずは体重を5%落とすことを目標にしてもよい。

適正体重の求め方

身長(m)×身長(m)×22（BMI）

! 最も病気になりにくい体格の目安

BMIはBody Mass Indexの略で、体重（kg）÷身長（m）÷身長（m）で求められる体格指数。22のときに最も病気になりにくく、25を超えると肥満と判定される。

例 身長175cm・体重80kgの男性

適正体重は
1.75m×1.75m×BMI 22=約**67.4**kg
今の体重との差は
80kg−67.4kg=**12.6**kg

→ 半年間で約13kg減を目指す

メタボには減量が必須。運動で筋肉を落とさない工夫を

人も、運動不足にならないよう体を動かすことが大切です（P155）。

メタボリックシンドロームがある場合は、減量が必要不可欠です。**体重を落とせば、血圧やコレステロール値など、ほかの数値も自然と下がる**ことが期待できます。自分にとって適切な体重を把握し、それに向けてダイエットを進めていきましょう（上図）。

ただし、極端な食事制限はNG。同時に筋肉も落ちるので代謝が低下し、かえってやせにくくなります。できる範囲で運動を習慣づけ、食事面では食べすぎに気をつけつつ、必要なエネルギーはきちんととることがポイントです。

心房細動は抗凝固薬で管理。場合によっては手術も検討

不整脈のうち、脳梗塞の危険が高いのは心房細動です（P27）。心原性脳塞栓症を起こした患者さんの場合、**心房細動がある限り、常に再発のリスクを伴う**ため、抗凝固薬を服用して血栓ができないよう管理していきます。

心房細動には、発作的に起こるものと、慢性的なものがあります（左ページ図）。前者は時間とともに自然と治まりますが、**血栓は心房細動が続いている1～2時間ほどの間にもできてしまいます。**発作が治まってもできた血栓が脳へと流れれば、脳梗塞の再発につながります。また、発作を放っておくと慢性化する可能性もあるため、やはり管理が必要です。

発作性心房細動の場合は、**カテーテルアブレーション**という外科的治療を検討することもあります。

心臓に負担をかけない生活を心がける

心房細動などの不整脈は、**ストレスや睡眠不足といった生活要因**によっても誘発されます。なるべくストレスをためないように気分転換やリラックスを心がけ、寝室環境を調整して質のよい睡眠をとる（P159）工夫などをして、心臓の負担を減らしましょう。

そのほか、運動不足はたしかによくありませんが、負荷の強い運動も心臓に負担をかけます。どのくらいであれば行ってよいか、事前に医師に確認しましょう。

先生、教えて！

心房細動はどうして起こるの？

心臓の拍動は、電気信号が心筋を収縮させることで起こります。電気信号は通常、洞結節から房室結節を通り、心房、心室へと伝わります。この電気信号が洞結節以外で発生することがあり、心房がけいれんして、心房細動を起こします。

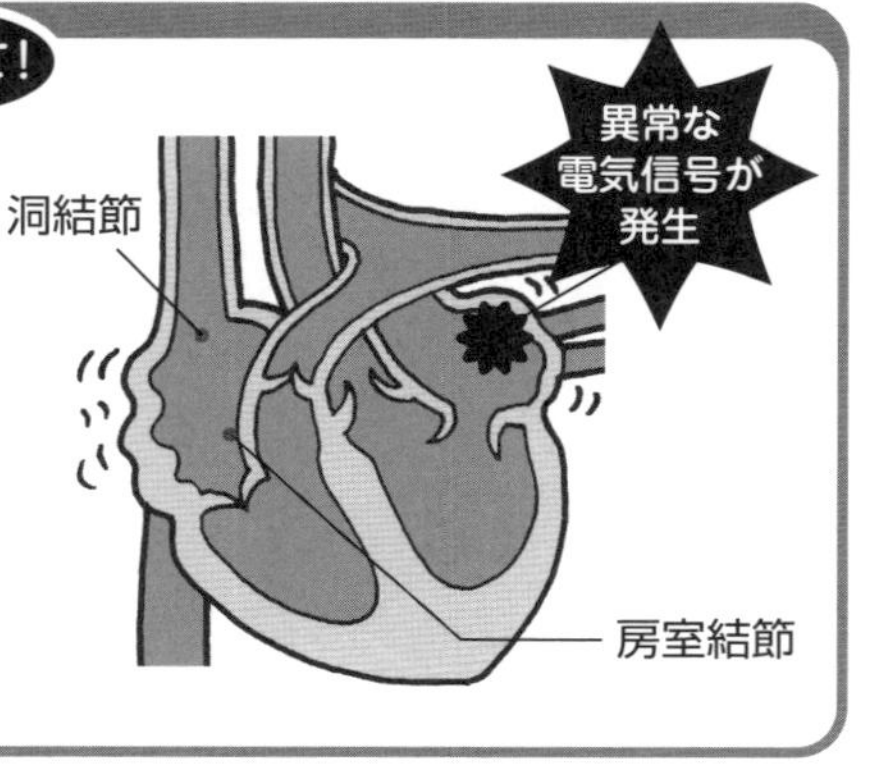

リスク⑤ 不整脈の管理

発作性心房細動

心房細動が発作的に起きるタイプで、短期間に不整脈が出たり引っ込んだりする。数時間～7日以内（大部分は48時間以内）には自然に治まる。

5年で約25%が移行する

慢性心房細動

発作性心房細動を繰り返すうちに、発作の持続時間が長くなり（持続性心房細動）、やがて止まらなくなる。一度固定されると、基本的には治らない。

検討可能

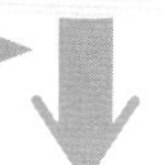

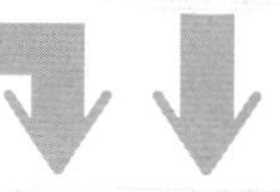

第一選択

手術で治療する（カテーテルアブレーション）

心房細動は異常な電気信号が発生することで起こるため、その発生源や、電気刺激の伝わる回路を焼き切って治療する。根治まで複数回の治療が必要。

抗凝固薬を服用して血栓を防ぐ

基本的には、抗凝固薬で血栓ができないようにする薬物療法が優先される。特に慢性心房細動の場合、カテーテルアブレーションの有効性があまり高くなく、抗凝固薬の服用がメインとなる。

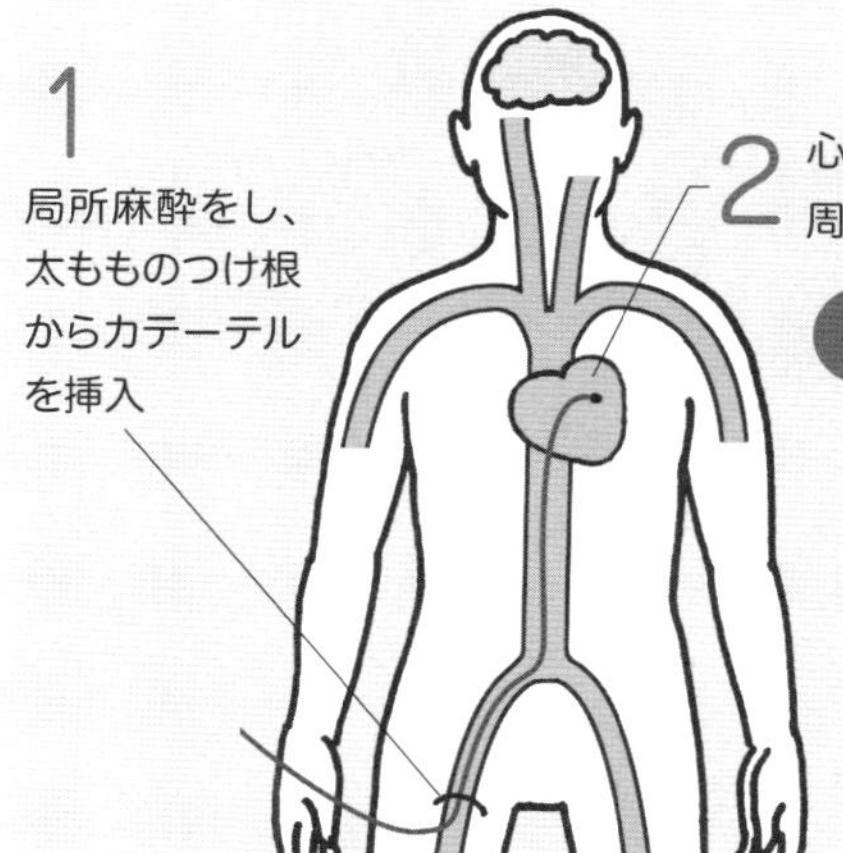
1
局所麻酔をし、
太もものつけ根
からカテーテル
を挿入

2 心臓までカテーテルを送り、先端から高周波の電流を流して心臓の一部を焼灼（しょうしゃく）

! 治療を受けられる施設は限られる

成功すれば、心房細動が根治するなど効果が高い治療法だが、専門医による高い技術が必要。受けられる施設は限られる。また、80歳代以上など、高齢の患者さんにはあまり行わない傾向がある。

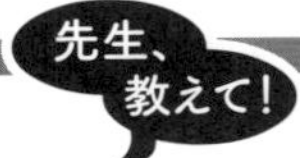

抗血栓薬を服薬中の気になるQ&A

Q 抜歯をしなくてはいけないのですが、血が止まらなくなったりしませんか?

A 原則、心配はいりませんが、不安なら主治医に相談を。

抗血栓薬の服用中は血が止まりにくくなるため、状況によっては薬を一時中止することがあります。しかし、抜歯は出血を伴うものの、比較的容易に対処できます。薬をやめている間に脳梗塞が起こるほうが危ないため、原則として服用を続けます。不安なら主治医に相談するか、総合病院の歯科など、同様の事例に慣れている医師にかかるとよいでしょう。

Q 手術などが必要となったときは、どうなるのですか?

A 服用を中止します。ただし、胃カメラで組織を採取する程度ならそのまま行います。

胃カメラの検査で組織を採取する程度なら、服用を続行します。出血を起こしやすい消化管の内視鏡治療や、大きな手術を行う場合は、医師とよく相談したうえで服用を中止します。

何日前からやめるのかは、服用している薬によって決まりがあります。自己判断での中止は脳梗塞のリスクを高めるため、必ず医師の指示に従いましょう。

Q 急なけがなどで出血が止まらないときは、どうすればいい?

A 拮抗薬を使って出血を抑えます。

抗血栓薬のなかには、服用を中止してからもしばらく効果が続くものがあります。そのため、急なけがなどで大量に出血したとき、薬を中止しても出血をすぐに止められません。その場合は、薬の効果を止めるための拮抗薬を、病院で緊急投与する必要があります。速やかに病院を受診し、医師に抗血栓薬を服用している旨を伝え、処置してもらいましょう。

手術が再発予防に有効な場合もある

頸動脈が極端に狭くなっている場合に検討される

脳梗塞の再発予防は、抗血栓療法と危険因子の管理という2本柱で行うのが基本です。しかし、**それだけでは効果が不十分と判断されたときは、外科的治療（手術）を検討することがあります。**

これは主に、頸動脈で動脈硬化が進行し、血管の内腔が狭くなる「狭窄（きょうさく）」が極端に進んでいる場合に検討されます。頸動脈の狭窄は、アテローム血栓性脳梗塞を起こした患者さんに多い病変です。

ただし、外科的治療は再発予防に高い効果がある反面、合併症などのリスクを伴うので、誰もが受けられるものではありません。メリット・デメリットを把握したうえで行うかどうかを決めましょう。

手術には2つの方法がある

再発予防の外科的治療には、**頸動脈内膜剥離術（はくりじゅつ）（CEA）と頸動脈ステント留置術（CAS）**という方法があります。前者は血管壁のアテロームを取り除く治療法で、後者はカテーテルを使って狭くなった内腔を押し広げます。

また、頸動脈に狭窄がみられる

人は、心筋梗塞などの心疾患を合併していることも。何かあったときに対応してもらえるよう、循環器内科医とも連携がとれている病院で受けることが勧められます。

バイパス手術が検討される場合もあるが、限定的

脳の血管に高度の狭窄があるとき、その血管を別の血管につないで血流を回復させるバイパス手術が検討されることもあります。しかし、頭部を切開する大手術なので、行われるケースは限定的です。

手術❶　頸動脈内膜剥離術（CEA）

全身麻酔をする

耳から首にかけて頸動脈を切開するため、
全身麻酔をする。

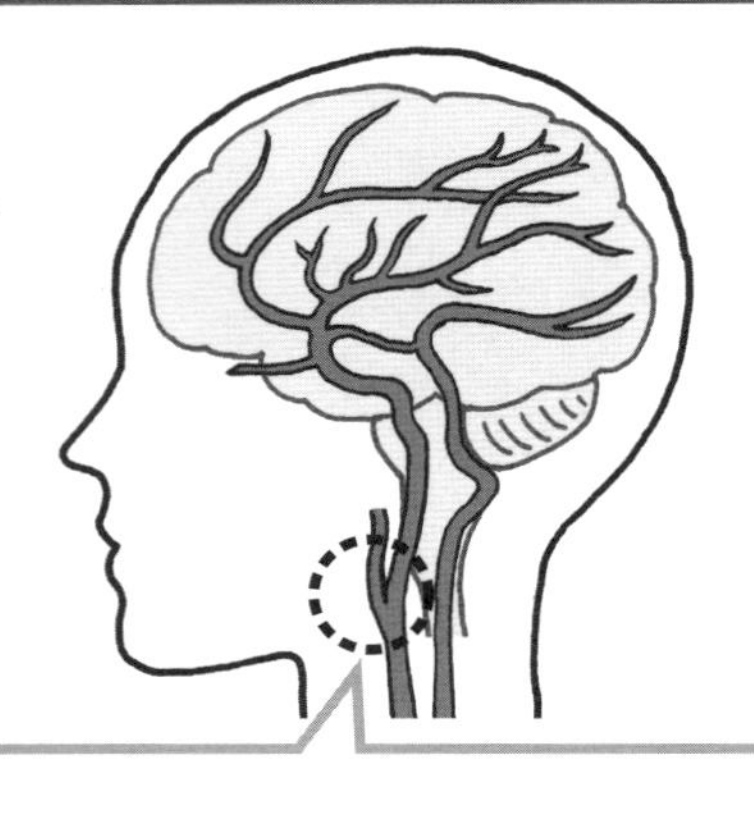

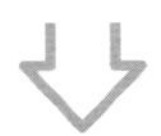

頸動脈を切開して
アテロームをはぎ取る

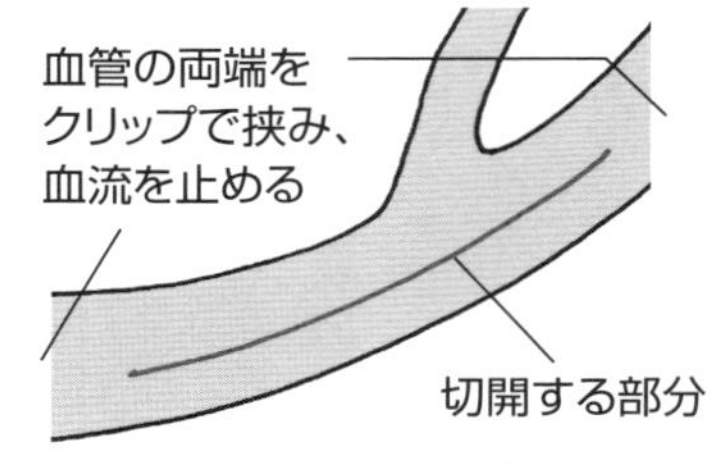

1　頸部を切開し、動脈硬化によって狭窄が起こっている頸動脈の両端を挟み、一時的に血流を止める。

2　頸動脈を切開する。場合によっては内シャント（血液を流す経路）を入れて血流を確保しながら、アテロームごと血管内膜をはぎ取る。

3　頸動脈を元どおりに縫合し、血流を再開させる。

2時間ほどで終了。約1週間で退院となる

頸動脈にできたアテロームをはぎ取る

頸動脈内膜剥離術（CEA）は、**頸動脈の血管壁にできたアテロームを血管内膜ごとはぎ取る治療法**です（右ページ図）。頸部にメスを入れることから、患者さんの負担が大きい治療法ですが、血栓ができる原因となるアテロームを一度に取り除けるため、脳梗塞の心配がなくなります。手術前には、全身麻酔が行えるかどうかも含め、脳のCT検査やMRI検査、MRA検査、頸動脈超音波検査などで病態を調べます（P50～51）。

治療が勧められるのは、下記の場合です。特に**70%以上の狭窄がみられる人**は、抗血小板薬による内科的治療との併用で高い効果が期待できます。一方、勧められないのは80歳以上の人や、すでにこの手術を受けたことがある人、反対側の頸動脈が閉塞している人など。その場合は頸動脈ステント留置術（P146）が検討されます。

まれに、合併症を伴うこともある

まれにですが、この手術で合併症が起こることがあります。たとえば、手術中にはがれた血栓の一部が脳へ流れて詰まったり、術後に血流を再開した際、急な血流増加から意識障害やけいれん、場合によっては出血などを起こす（過灌流症候群）ことがあります。

また、一時的な神経の麻痺により声がかすれたり、嚥下機能に障害が出る可能性もあります。

CEAが勧められるケース

頸動脈がすぐに詰まりそうなくらい、高度に狭窄している（70%以上の狭窄）

すでに破れた形跡があるなど、不安定なアテロームがみられる

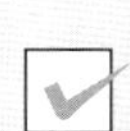
TIA（P38）を起こしたことがある

頸動脈の状態がカテーテル治療（CAS）に向かない

など

狭窄が高度に進んでいたり、今にも破れそうなアテロームがある場合は、CEAが勧められる。また、中等度以上の狭窄では、抗血小板薬による薬物療法を併用すると、脳卒中の再発予防効果が高まる。

手術❷　頸動脈ステント留置術（CAS）

局所麻酔をする

カテーテルによる血管内治療で、CEAのように頸動脈を切開する必要がないため、局所麻酔で行う。

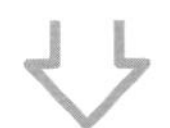

頸動脈までカテーテルを送る

太もものつけ根からカテーテルを挿入し、狭窄が起きている頸動脈へ送り込む。

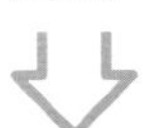

ステントを使って血管を広げる

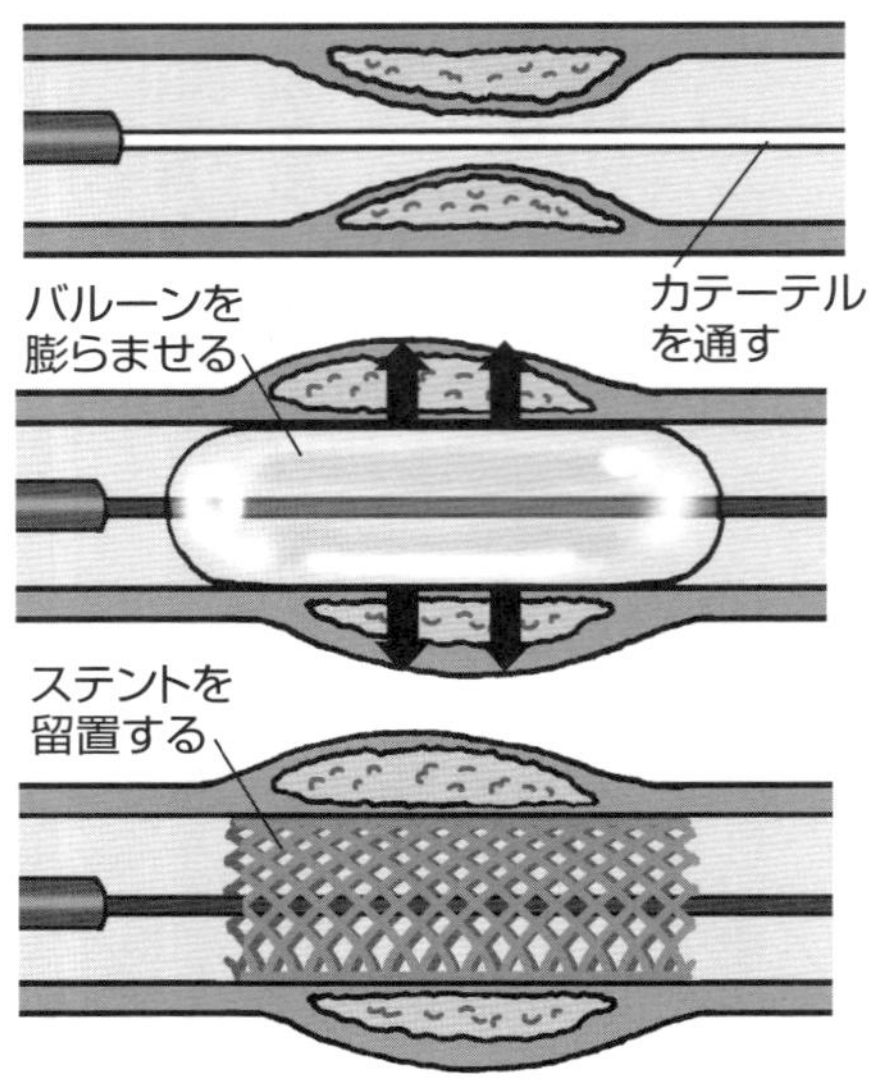

1　ガイドカテーテルを頸動脈の狭窄部に通す。このとき、治療中に脳へ血栓が流れないよう、狭窄部の奥にフィルターを留置する。

2　先端に小さなバルーン（風船）のついたカテーテルを狭窄部に通す。バルーンを膨らませて血管を拡張する。

3　ステントを留置する。この後、もう一度バルーンを膨らませて血管を拡張し*、ステントを残してカテーテルやフィルターを回収する。

*原則として、ステント留置の前後に血管を拡張することが多い。ただし、狭窄の程度や、ステントを留置したときの状態などによって、留置前にのみ拡張する場合もあれば（前拡張）、後にのみ拡張する場合もある（後拡張）。

1〜2時間ほどで終了。早ければ3〜4日で退院となる

ステントを留置して血管の内腔を広くする

頸動脈ステント留置術（CAS）は、**動脈硬化が進行して狭くなった頸動脈にステントを留置し、血管を物理的に押し広げる**という治療法です。ステントとは、筒型の網目状の金属のことです。これは急性期の血栓回収療法（P59）でも用いられる器具です。

内膜剥離術が行えない場合に検討される

この治療法は、**局所麻酔をして太もものつけ根の動脈からカテーテルを挿入して行う**ため、頸部を切開する頸動脈内膜剥離術（CEA）と比べると、患者さんの負担は軽いといえます。80歳以上の高齢の患者さんや、心臓疾患や重篤な呼吸器疾患など、内膜剥離術を行うにはリスクが高い病態を持っている場合に検討されます。すでに一度、内膜剥離術を行っている人も対象になります。

ただし、この治療法による長期的な再発予防効果のエビデンスは、まだ十分にそろっていません。そのあたりも含めて、主治医からの説明をよく聞いて検討しましょう。

内膜剥離術と同様、治療を行う前には検査で血管の状態を調べます。また、手術後に血流を再開したとき、血液が急速に流れすぎて脳出血を起こしたり、血栓のかけらが脳に流れて詰まる危険性がわずかにあります。

CASが勧められるケース

- ✔ 頸動脈に50%以上（神経症状がない場合は80%以上）の狭窄がある
- ✔ 心臓疾患や重篤な呼吸器疾患があったり、術後の影響などでCEAを行えない
- ✔ 頸動脈の狭窄の位置により、CEAを行うことが難しい
- ✔ すでにCEAによる治療をしたが、再び狭窄が起きてしまった場合

など

CEA（P144）を行うにはリスクが大きいと考えられる場合は、CASが検討される。また、動脈硬化が片側の頸動脈だけ、あるいは両側に起きていても、完全にはふさがっていないことも条件になる。

再発を防ぐルール❶ タバコは必ずやめる

具体的な禁煙策を考える。禁煙外来の積極利用も

脳梗塞の要因となる生活習慣のなかで、**ほかと比べてはるかにリスクが大きいのが、喫煙**です（P28）。脳梗塞を起こした経験があり、タバコを吸っている人は、必ず禁煙に取り組みましょう。

とはいえ、漠然と「禁煙しよう」と思っているだけでは、ニコチン依存や、長年をかけて根付いた喫煙習慣からは簡単に抜け出せません。左ページ図のように、禁煙をすることで得られるメリットや、吸いたくなったときの対処法などを具体的に考え、強い意思を持って実践していきましょう。

また、禁煙外来を利用する場合、検査でニコチン依存症と診断されるなど、**一定の条件を満たして健康保険が適用されれば、1日の治療費はタバコ1箱より安く済みます。**検討してみるとよいでしょう。

禁煙を妨げる2つの依存

ニコチン依存

タバコを吸うと、煙に含まれるニコチンが肺から素早く吸収され、脳に作用して快感をもたらす。しかし、ニコチンの効果はすぐに消えるため、また吸いたくなる。次第に、吸わないとイライラしたり、落ち着かなくなってしまう。

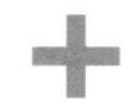

心理的依存

「目が覚めたときや、食後は必ず一服する」「仕事の合間の息抜きに吸う」「口さみしいときに吸う」など、ふだんの生活においてタバコを吸う習慣が根付いており、簡単に変えられない。

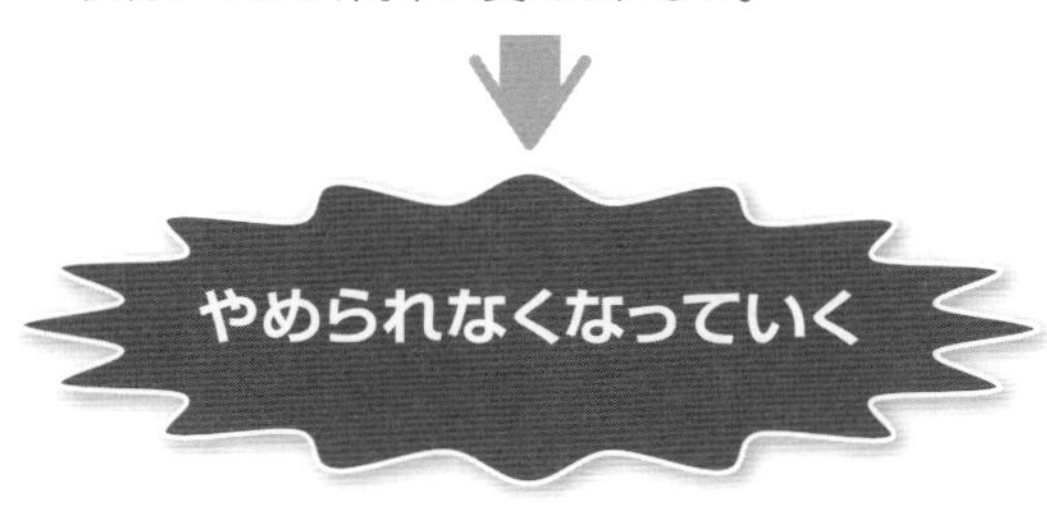

禁煙成功にはコツがある

浮いたタバコ代で○○を買う

せきや口臭が治る

食事がおいしく感じられる

肺活量が増えて疲れにくくなる

禁煙を始める前に!

禁煙するメリットを具体的に考える

タバコをやめる理由を"脳梗塞の予防"以外にも具体的に考えておく。吸いたくなったときに踏みとどまれるよう、自分にとってメリットとなることがよい。

禁煙スタート

吸いたいピークは禁煙から3日以内

口さみしい!

あめやガム、お茶などで紛らわす

口さみしくて吸いたくなったときは、あめやガムなどを口にしたり、お茶を飲んで気分を紛らわす。血糖値が高い人は、糖分が多いあめではなく、干し昆布などがおすすめ。

クセでつい吸いそうになる

別の行動に置き換える

「朝起きて一服」という習慣があるなら、「朝起きたらリハビリを兼ねて散歩」に出かける、「食後の一服」は「食後のコーヒー」にするなど、別の行動に置き換えよう。

やっぱり誘惑に負けそう!

禁煙外来を頼るという手もある

病院の禁煙外来を受診し、医師と協力して禁煙に取り組むと成功率が上がる。主にカウンセリングと、ニコチンの離脱症状を抑えるのみ薬や貼り薬を使いながら、治療を進める。

徐々に平気になっていく

禁煙成功

再発を防ぐルール❷ 塩分・脂質を控え、腹八分目に留める

食生活の見直しは、脱・生活習慣病の必須項目

脳梗塞の危険因子となる高血圧、脂質異常症、糖尿病、そしてメタボリックシンドロームは、それぞれ**過去〜現在の食生活と密接に関わっています。**自分自身の食生活を振り返り、食事内容や食べ方を改善することは、これらの危険因子の管理に必要不可欠です。

食べ方を工夫すれば食べてはいけないものはない

再発予防の食事改善において、食べてはいけないものはありません。**ポイントは、塩分と脂質、そして食べる量です。**

たとえば塩分ですが、現代の日本人の食塩摂取量の平均は1日約10〜12gと、ややとりすぎている状況です。高塩分の食事は高血圧を助長するため、これを予防するには、できれば1日7〜8g未満、**血圧が高めの人は1日6g未満**[*1]に食塩摂取量を抑えることが勧められています。

しかし、急に塩分を減らしても、濃い味に慣れた舌にはおいしく感じられず、続けられません。そこで、左ページのような方法で、無理なく減塩することが大切なのです。家族にも協力してもらいながら、塩分と脂質をとりすぎないように、そして食べる量を腹八分目までに留められるように、さまざま工夫をこらしましょう。

朝食抜きは脳卒中のリスクを高める

食べる量を抑えることは大切でも、食事を抜くのはよくありません。特に朝食抜きは空腹によるストレスから血圧が上がりやすく、朝食をとらない人は毎日朝食をとる人と比べて脳卒中を起こしやすいという報告があります*2。

＊1　日本高血圧学会『高血圧治療ガイドライン2014』
＊2　国立がん研究センター「多目的コホート研究（JPHC Study）2016」

脳梗塞を遠ざける食生活3大ポイント

1 減塩を心がけて血圧をコントロール

日常的に塩分をとりすぎていると、上がった塩分濃度を下げるために体内に水分がため込まれて血液量が増え、血圧が上がる。食事では、家で食べるときも外食するときも、減塩を心がける。

減塩調理のpoint

- しょうゆやみそなど、調味料を減塩タイプに変える
- どれか1品だけ濃い味付けにし、メリハリをつける
- ソースやしょうゆは小皿に出し、つけて食べる
- 味が染み込む含め煮より、表面につける煮ころがしに
- 昆布やかつおからとっただしをきかせる
- にんにくやしょうがなど香味野菜の風味を利用する

など

2 余分な“脂”をカットする

高脂質の食事は動脈硬化を促す。特に、肉にはコレステロールを増やす飽和脂肪酸が豊富なため、食べるときは脂を落とす工夫を。同じ脂でも、青背の魚にはIPAやDHAが含まれ、コレステロールを下げる作用があり、おすすめ。

肉の脂カットのコツ

ロースカツ → 豚のしょうが焼き

揚げ物より焼き物にする。また、グリル焼きや蒸し焼きなら、油を使わず、肉の余分な脂も落とせる。

鶏もも肉 → 鶏ささみ肉

より脂の少ない部位を選ぶ。鶏は皮を取り、牛や豚は、ロースやバラ肉よりも赤身肉を選ぶと低脂質。

3 食べすぎない工夫で体重を落とす

エネルギーのとりすぎは高血糖や肥満を招くため、食べすぎない工夫が大切。単純に量を減らすだけでなく、野菜やきのこ、豆腐などでカサ増しすると、エネルギー量を抑えながら満腹感を得られる。

食べすぎを防ぐコツ

- 主菜の付け合わせや汁物の具に、野菜をたっぷり使う
- ハンバーグなどは肉の量を減らし、こまかく刻んだ野菜や豆腐を混ぜる
- 食事の最初にサラダなど、野菜を使ったおかずから食べて満腹感をアップ
- ゆっくりよく噛んで、満腹中枢を刺激する　など

ごはんを小ぶりな茶碗に盛ると、同じ量でも見た目で満足感が上がる。

再発を防ぐルール❸ こまめな水分補給で脱水を防ぐ

脱水を起こすと血栓ができやすくなる

体内の水分が不足して脱水状態になると、血液が濃縮されて血栓ができやすくなり、血管が詰まる危険が高まります。なかでも**高齢の人は、体に蓄えられる水分量が減っているため、ふだんから不足しがち。** 1日に必要な水分量は約1・5〜2リットルですから、意識してとらないと、必要量を満たせません。積極的に水分補給をしていきましょう。

特に注意が必要なのは汗をかきやすい夏ですが、寒い時期などに長風呂をし、気付かないうちに汗をかきすぎて脱水を起こす人も少なくありません。季節を問わず、こまめな水分補給が大切です。

のどが渇く〝前〟に水を飲む

水分補給にはお茶を飲んでもよいですが、緑茶などカフェインを多く含むものは、利尿作用があるため、排泄される量も増えてしまいます。**できるだけカフェインの少ないものを選ぶか、基本的には水からとる**ようにしましょう。

また、のどの渇きはすでに脱水が進んでいるサインです。のどが渇いてから飲むのではなく、渇きを感じる前に飲むようにしましょう。特に、高齢の人は**加齢に伴い、のどの渇きを感じにくくなっている**ため、より注意が必要です。

先生、教えて!

スポーツドリンクで水分補給をしても大丈夫?

スポーツドリンクは糖分を多く含み、日常的に飲むと血糖値の上昇につながるため、避けたほうが安心です。ただし、適度な塩分も含まれているので、汗を大量にかいて塩分も失った場合などは利用してもよいでしょう(左ページ対策3)。

脱水を起こしやすい状況と対策

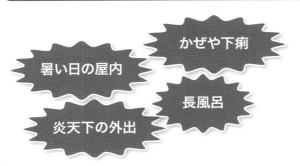

暑い日は汗をかくため、脱水のリスクが高い。また、長風呂をしたとき、かぜなどで発熱して汗をかいたとき、下痢で多量の水分が失われたりしたときも、脱水を起こしやすい。

こうして対策

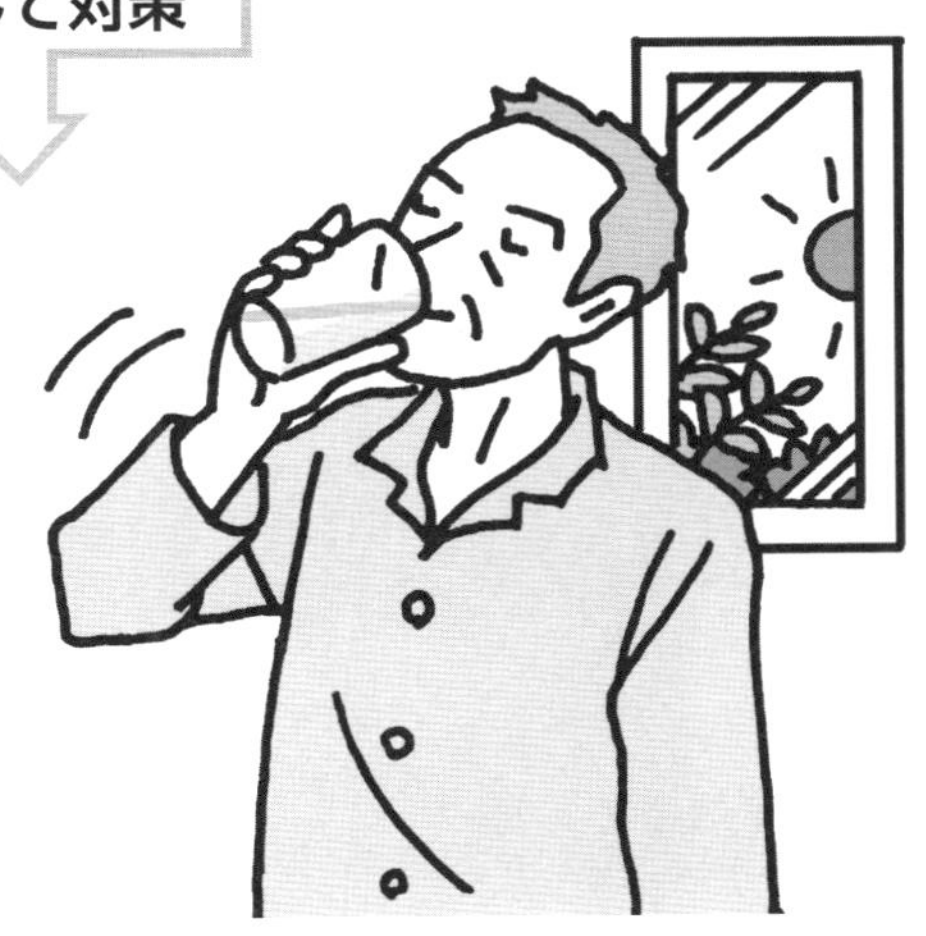

対策1

朝起きたときや夜寝る前の水分補給を習慣に

意識してこまめに水分補給をする。入浴中や寝ている間にも水分は失われていくため、入浴の前後、そして朝起きたときと夜寝る前には、コップ1杯の水を飲むとよい。

対策2

暑い日に出かけるときは、涼しい場所でこまめに休憩する

汗をかくような暑い日は、特に気温が上がる11～15時の時間帯の外出はなるべく控える。出かけるときは水筒を携帯し、涼しい場所でこまめに休憩して、水分補給を。

対策3

特に汗をかいたときは、経口補水液で塩分も補給

大量の汗をかいたときは、水分だけでなく塩分も失われている。塩あめをなめるなど、塩分も忘れずに補給する。また、経口補水液なら、水分と塩分の両方を一度に補給できる。

再発を防ぐルール❹

お酒はほどほどなら飲んでもよい

お酒を飲むなら 1日1合未満を守る

過度の飲酒は脳梗塞のリスクを高めますが（P29）、**適量を守れば、かえって脳梗塞の予防に役立つ**ことがわかっています。

たとえば、適量飲酒は血液中のHDLコレステロールを増やして余分なコレステロールの回収を促すため、動脈硬化の予防につながります。さらに、血液を固まりにくくする作用もあり、血栓ができるのを防ぎます。ある研究では、「ときどき飲む」人と比べて、日本酒に換算して「毎日1合未満飲む」人は、脳梗塞の発症率が39％少ないという報告があります。＊

もちろん、ふだん飲まない人が無理に飲む必要はありませんが、お酒を楽しみたいという人は、脳梗塞の再発予防のために、適量の範囲内に抑えることが大切です。

適量の目安は左図のとおりです。

ただし、**男性と比べて女性はアルコールの影響を受けやすいため、これの半分くらいを目安にする**とよいでしょう。

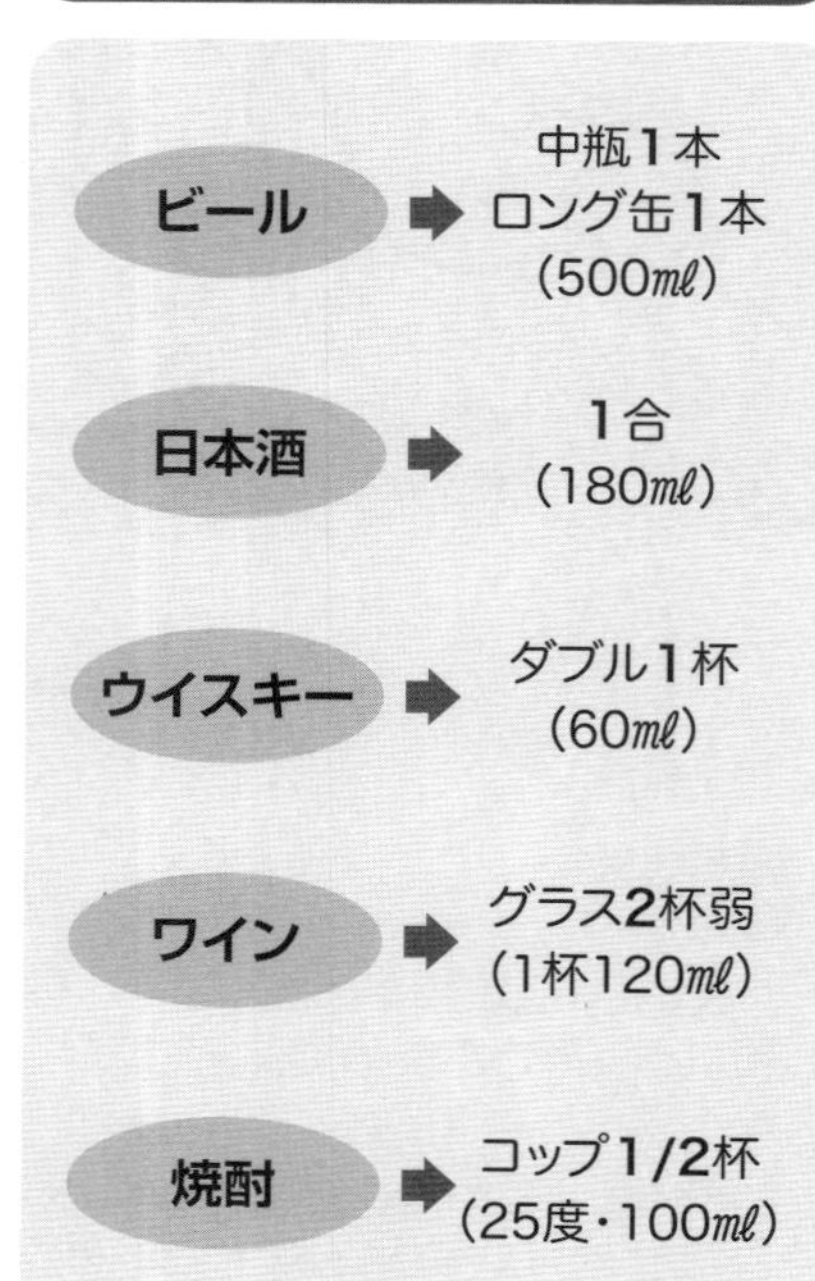

1日の適量を知っておこう
ビール
中瓶1本
ロング缶1本
（500mℓ）
日本酒
1合
（180mℓ）
ウイスキー
ダブル1杯
（60mℓ）
ワイン
グラス2杯弱
（1杯120mℓ）
焼酎
コップ1/2杯
（25度・100mℓ）

純アルコールで1日平均20g程度が適量。お酒の種類別に換算するとおよそこのくらいになる。

＊国立がん研究センター「多目的コホート研究（JPHC Study）2004」

再発を防ぐルール⑤

1日20～30分の有酸素運動を行う

血圧やコレステロール値、血糖値のコントロールに有効

片麻痺（かたまひ）などの後遺症が残ると、運動することを億劫に思うかもしれません。しかし、適度な運動は、血圧を下げる効果に加え、HDLコレステロールを増やしたり、インスリンの働きをよくして血糖値を下げたり、肥満を解消する効果があります。**運動は、脳梗塞の危険因子の管理に重要**なのです。

おすすめは1日20～30分程度の有酸素運動と筋力トレーニング。ただし、**始める前に、頻度や時間について主治医に確認しましょう。**

無理なくできる運動を続ける

散歩を日課に。エレベーターより階段を使う

酸素をとり入れて行う有酸素運動がおすすめ。後遺症が軽く、ウォーキングや軽めのジョギングができる人はそれを行い、難しい人は散歩を日課にするなど、できる範囲で。意識して階段を使うと運動量が上がる。

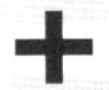

家でできるトレーニングを続ける

歩行などの有酸素運動と組み合わせて、上肢や下肢の筋肉トレーニング（P122～123）を続ける。障害を受けた側の筋力を強化し、歩く速度を速くするなど、毎日の活動量や生活の質を高めることにつながる。

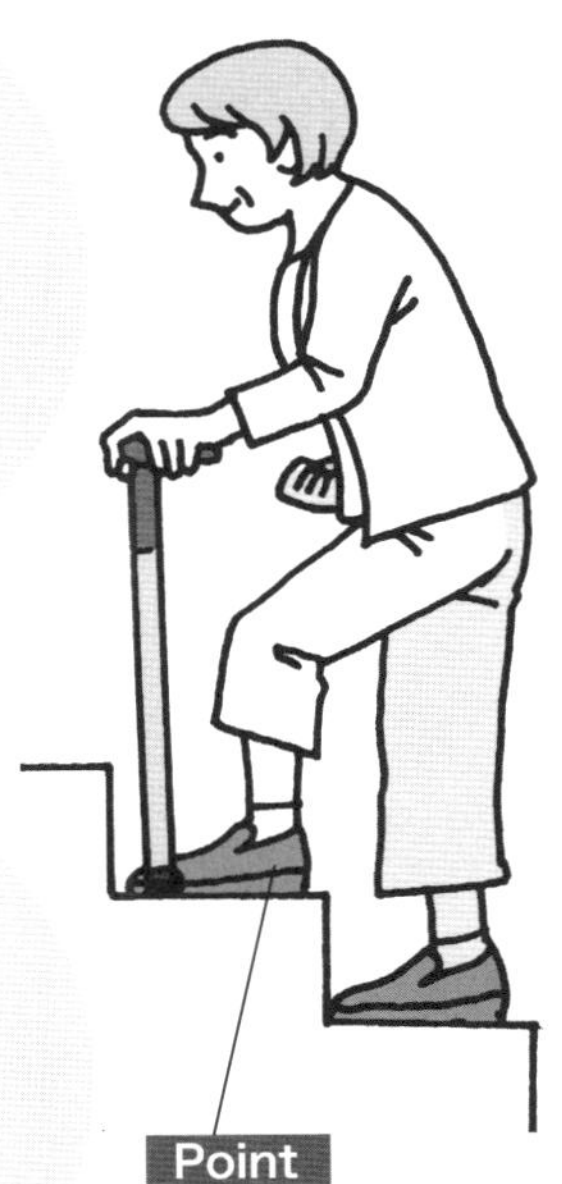

Point
階段を上るときは、健側（けんそく）から先に上げる

再発を防ぐルール❻

入浴時は、血圧の変動や脱水に注意

寒い時期の入浴は血圧の急な変動を招きやすい

入浴は、脳梗塞の引き金になることがあります。これは、入浴に伴う急激な血圧の変動や、脱水などが原因です。

血圧は、急な温度変化の影響を強く受けます。特に冬場は、左図のように、温かいリビングから移動して、冷えた脱衣所で服を脱いだとき、そして冷えた浴室で湯に浸かった瞬間など、血圧が急上昇します。さらに、湯に浸かっている間に体が温まることで血管が拡張し、血圧が急降下します。この**血圧の変動によって、血管に大きな負担がかかり、脳梗塞を引き起こす**のです。

同じ現象がトイレでも起こります。夜中にベッドから出て冷えきったトイレに入ったときに、血圧が急上昇、排尿で急降下します。

長風呂は脱水を招きやすい

また、入浴中は気付かないうちにたくさん汗をかいています。そのため、**長風呂をすると脱水を起こし、血液が濃縮されて血栓ができやすくなり、それが脳の血管に詰まる**ことがあります（P152）。

そこで、入浴時には血圧の変動を小さく抑えられるよう、脱衣所や浴室の温度管理をすること、そして脱水を防ぐために入浴時間や水分補給の配慮が必要です。

先生、教えて！

サウナや岩盤浴に入ってもいい？

サウナや岩盤浴は汗を大量にかくため、急激な脱水を起こしやすく、脳梗塞のリスクを高めます。基本的には勧められません。どうしても入るという場合は、水分補給を欠かさないこと、そして長時間の利用は避けましょう。

入浴前〜湯に浸かるまでに血圧が大きく変動する

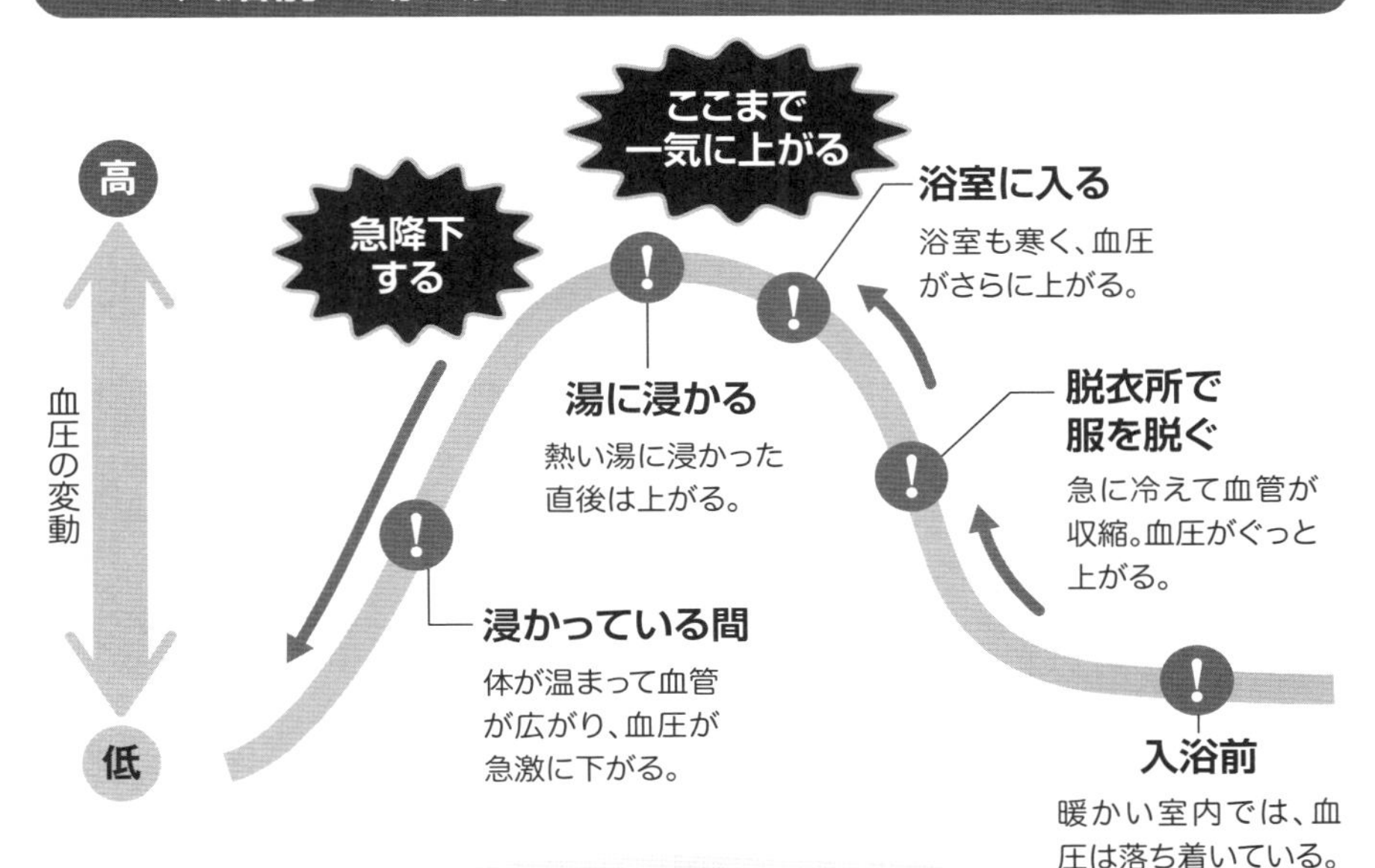

血管の負担が大きく、脳梗塞の引き金に

血圧の急上昇・急降下によって血管に負担がかかると、脳動脈にできていたアテローム(P17)が破れる可能性がある。すると血栓ができ、血管をふさいでしまう。また、血圧の急降下によって失神すると、湯船でおぼれたり、初期対応が遅れる。

脳梗塞を防ぐ入浴の工夫

入浴時間は10分を目安にする

長く湯に浸かることは避け、10分を目安に出る。湯船から急に立ち上がると、脳への血流が減って貧血状態になりやすいため、ゆっくり立ち上がる。

湯と浴室の温度差を小さくする

シャワーを使って浴槽に湯を張ると、蒸気で浴室が温まる。湯沸かし式なら、かき混ぜて蒸気を立て、ふたをはずしておく。湯温は41度以下を目安に。

冬は脱衣所にヒーターを置く

寒い時期は、脱衣所に電気ヒーターなどの小型暖房器具を置き、入浴する前に温めておく。ただし、火事ややけどにはよく注意すること。

睡眠の質を高めて早朝高血圧を予防・改善

早朝高血圧がある人は、**寝ている間の高血圧によって血管に負担がかかり、動脈硬化が進みます。**やがて血圧に耐えかねて脳動脈のが、無呼吸が続くと脳が覚醒し、交感神経が優位になって血圧が上がります。そのため、朝起きたときの血圧が高い状態になるのです。

睡眠時無呼吸症候群が早朝高血圧を招く

脳梗塞の再発予防では、睡眠の管理も大切です。十分な時間眠っているはずなのに日中に強い眠気があり、また、睡眠中のいびきを指摘されたことがある人は、睡眠時無呼吸症候群（ＳＡＳ）の可能性があります（Ｐ30）。これは睡眠中に下図のように気道がふさがり、呼吸が止まる病気で、**血圧の上昇、特に朝の血圧が高くなる、危険な早朝高血圧を招きます。**

ふつう、眠っている間は副交感神経が働いて血圧が低下します

睡眠時無呼吸症候群とは

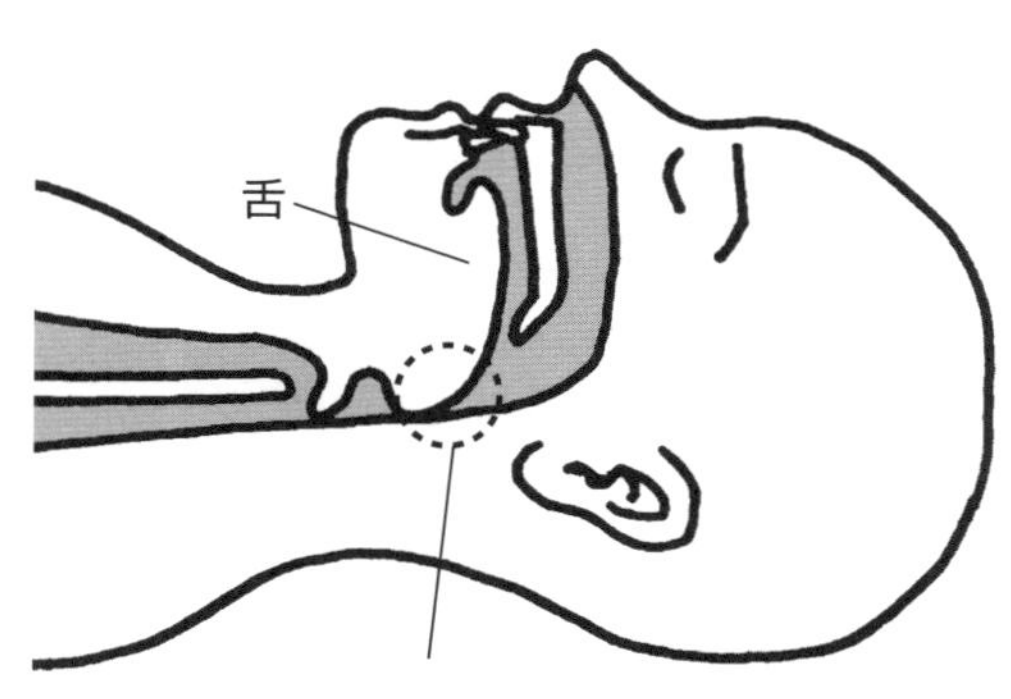

眠っている間に気道がふさがる

気道が狭くなったりふさがったりして、一時的に呼吸が止まる。首やのどのまわりに脂肪がついている人や、舌が大きい人などに起こりやすい。

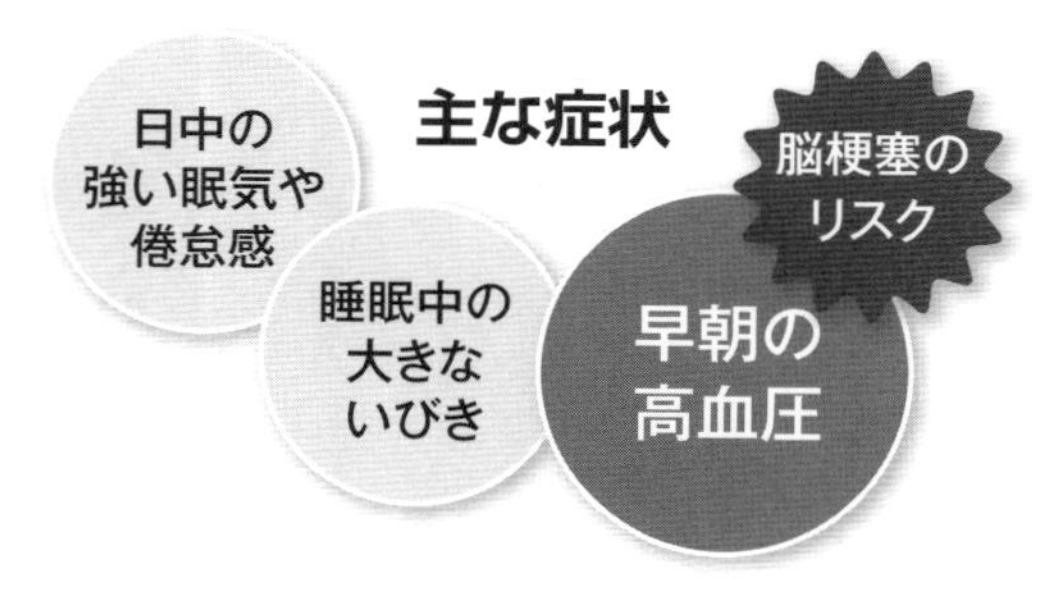
主な症状
日中の強い眠気や倦怠感
睡眠中の大きないびき
早朝の高血圧
脳梗塞のリスク

早めの治療&セルフケアで睡眠の質を高める

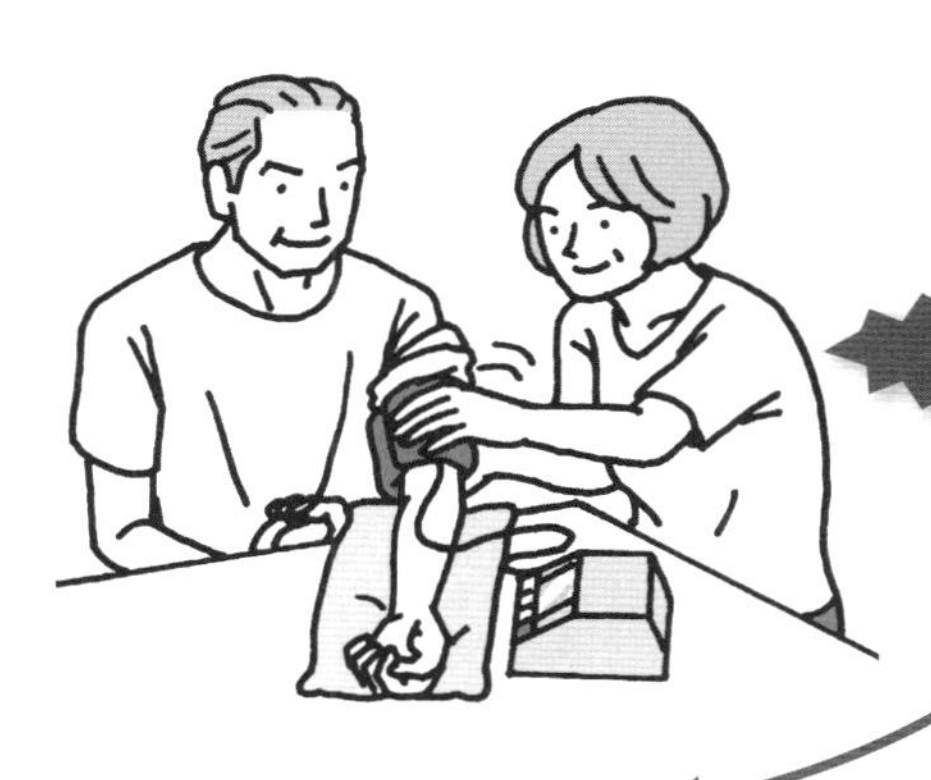

朝と夜の血圧を毎日測る P135

朝のほうが高く、差も大きい

いびきや日中の居眠りなどがある

睡眠時無呼吸症候群の検査と治療を検討する

検査をするには、睡眠外来など専門の医療機関を受診する。検査は自宅で行ったり、病院に1泊して行う。治療法として、眠っている間に鼻にマスクを取り付け、気道に空気を送るCPAP療法などが検討される。

寝室環境から改善をはかる

枕の高さなど寝具を調整する

寝具を工夫するだけでも睡眠の質がよくなり、副交感神経が優位になって血圧が安定する。枕は、腕の力を使わずに楽に寝返りが打てる高さを選ぶ。掛け布団は寝返りを妨げないよう重いものを避け、パジャマは体を締め付けないものを選ぶとよい。

アテロームが破れたりすれば、脳梗塞を引き起こします。

早朝高血圧を見つけるには家庭での血圧測定がカギ

これを防ぐには、まずは早朝高血圧が起きていないかどうか、毎日の血圧をチェックすることが最も効果的です。夜寝る前と比べて朝の血圧が大幅に高い＝早朝高血圧が疑われる場合は、まずはかかりつけ医に相談を。そのうえで、右ページの症状に心当たりがあれば、睡眠時無呼吸症候群の可能性が濃厚です。治療できる病気なので、放置せずに受診しましょう。

また、ぐっすりと深い睡眠がとれれば、早朝高血圧の予防につながります。上図のような工夫をしてみましょう。

●監修

高木 誠(たかぎ・まこと)

東京都済生会中央病院 院長

1954年、東京生まれ。1979年、慶應義塾大学医学部卒業、1987年にニューヨークのMontefiore Medical Center神経病理部門留学。1993年、東京都済生会中央病院内科医長、2002年に同病院副院長を経て、2006年より現職。専門は神経内科、特に脳卒中。

長年にわたり東京都済生会中央病院内科にて診療に携わり、"どんな人にも受診しやすく、いつでも頼りになる病院づくり"に邁進。一般市民向けの講演やテレビ番組出演などを通じて、急性期治療の重要性について啓発している。

主な著書・監修書に『患者のための最新医学　脳梗塞・脳出血・くも膜下出血』(高橋書店)、『脳卒中ビジュアルテキスト 第4版』(共著、医学書院)など、多数。

四津良平(よづ・りょうへい)

原宿リハビリテーション病院 院長

1948年、富山県生まれ。1973年、慶應義塾大学医学部卒業。1981年にニューヨーク州立大学胸部外科留学、オハイオ州クリーブランド・クリニック人工臓器部・人工心臓主任研究員、1984年、オハイオ州アクロン大学医用生体工学部兼任助教授。1991年に慶應義塾派遣留学(ベイラー大学臓器移植科)。1993年、慶應義塾大学医学部専任講師、2002年に同大学医学部外科教授、2014年より同慶應義塾名誉教授。一般社団法人巨樹の会松戸リハビリテーション病院院長補佐を経て、2015年より現職。

外科専門医、心臓血管外科専門医、循環器専門医。

都心に300床を超える回復期リハビリテーション病院を開院したことで、急性期からの早期受け入れを可能に。在宅復帰率の向上に努める。

取材協力

原宿リハビリテーション病院
　川野将広(作業療法士)、石福一彦(理学療法士)、片山亜有(言語聴覚士)、鈴木孝宗(医療ソーシャルワーカー)

参考文献

『患者のための最新医学　脳梗塞・脳出血・くも膜下出血』高木 誠監修(高橋書店)
『健康ライブラリー　イラスト版　脳梗塞の防ぎ方・治し方』高木 誠監修(講談社)
『脳卒中治療ガイドライン2015[追補2017対応]』日本脳卒中学会 脳卒中ガイドライン委員会編(協和企画)
『目でみる脳卒中リハビリテーション』上田 敏著(東京大学出版会)
『心房細動治療(薬物)ガイドライン(2013年改訂版)』日本循環器学会、日本心臓病学会、日本心電学会、日本不整脈学会
「NHKきょうの健康2015年10月号」「NHKきょうの健康2018年5月号」NHK出版
「介護事業所・生活関連情報検索　介護サービス情報公表システム」厚生労働省ホームページ

スタッフ

カバーデザイン／杉原瑞枝
カバーイラスト／matsu(マツモト ナオコ)
本文デザイン& DTP／高橋芳枝(高橋デザイン事務所)
本文イラスト／秋田綾子
校正／渡邉郁夫
編集協力／オフィス201(中西翔子)
編集担当／黒坂 潔

最新医学図解
詳しくわかる脳梗塞の治療と安心生活

監　修　高木 誠、四津良平
編集人　泊出紀子
発行人　倉次辰男
発行所　株式会社 主婦と生活社
〒104-8357
東京都中央区京橋3-5-7
☎03-3563-5129(編集部)
☎03-3563-5121(販売部)
☎03-3563-5125(生産部)
http://www.shufu.co.jp
印刷所　大日本印刷株式会社
製本所　共同製本株式会社

ISBN 978-4-391-15155-8